青年期PTSDの持続エクスポージャー療法
― 治療者マニュアル ―

著
エドナ・B・フォア
ケリー・R・クレストマン
エヴァ・ギルボア＝シェヒトマン

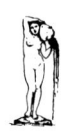

訳
金　吉晴
中島聡美
小林由季
大滝涼子

星 和 書 店

Seiwa Shoten Publishers

2-5 Kamitakaido 1-Chome
Suginamiku Tokyo 168-0074, Japan

Prolonged Exposure Therapy for Adolescents With PTSD
Emotional Processing of Traumatic Experiences

Therapist Guide

by

Edna B. Foa, Ph.D.
Kelly R. Chrestman, Ph.D.
Eva Gilboa-Schechtman, Ph.D.

Translated from English

by

Yoshiharu Kim, M.D., Ph.D.
Satomi Nakajima
Yuki Kobayashi
Ryoko Ohtaki

English Edition Copyright © 2009 by Oxford University Press, Inc.
Originally published in English in 2009. This translation is published
by arrangement with Oxford University Press.
Japanese Edition Copyright © 2014 by Seiwa Shoten Publishers, Tokyo

訳者まえがき

　持続エクスポージャー療法（prolonged exposure therapy: PE）が多くのトラウマの被害者の外傷後ストレス障害（posttraumatic stress disorder: PTSD）症状を軽減させるうえで効果的であることは，Foa 教授らが行った数多くの臨床研究に加え，訳者らが行った日本での無作為比較試験によってもすでに明らかである。しかし本書の最終章にも書かれているように，治療研究というのは，実際に臨床で遭遇する患者のすべてを対象としているわけではない。典型的な PTSD 患者の治療が確立しつつある現在，次の課題はどのようにしてその治療を普及させるかということと，対象をどこまで拡大できるのかということであった。
　対象者の拡大に関して最も臨床家が心を砕いているのは，幼少期や青年期に被害を受けた年少の患者たちである。成人の PTSD 患者の中にも，幼少期のトラウマの影響を背景として症状が慢性化したり，別のトラウマが加わることで病状が悪化したという人も少なからず見受けられる。このような患者にできるだけ早期に適切な治療を行うことは，トラウマ臨床に携わる者たちの念願であった。そのような期待に応えるべく，Foa 教授らのチームが満を持して出版したものが本書である。
　ほぼ 13 歳以降から 18 歳までの青年期を対象とした PE の効果的な進め方を解説した本書は，若年の患者への治療の拡大に役立つことはいうまでもなく，様々な特性を持った成人の患者についても，治療を工夫し，柔軟に対応するための多くの示唆を与えてくれる。その意味で，必ずしも若年患者を治療していない臨床家にとっても，改めて PE を深く考え，トラウマからの回復のプロセスの理解の幅を広げるうえで，非常

に有益である。訳者らも，翻訳を進めながら，成人の PE について感じていた疑問のいくつかが氷解した思いであった。

　本書の出版を通じて，日本の臨床家の PTSD 治療がさらに進展し，より多くの PTSD 患者と家族が自分らしい生活を取り戻す助けになることを念願している。

　最後に，翻訳校正に献身的に協力して頂いた大塚佳代氏に感謝いたします。

2014 年 2 月
訳者を代表して
金　吉晴

謝　辞

　米国とイスラエル，両国の多くの同僚に感謝の意を表したいと思います。皆様は創造的な着想で我々の考えを高め，尽きぬエネルギーをもって研究に貢献してくれました。この素晴らしい本が完成したのは，皆様のおかげです。

　米国の Norah Feeny と Sheila Rauch には，このマニュアルの以前の版を執筆した際に非常に助けていただきました。Sandy Capaldi はこの治療を精力的に広めてきました。米国で行われたパイロット研究において，参加者となる青年期の若者の募集と治療をたった一人で監督してくれました。そのおかげで私たちは，こうした難しい年代の人たちに対して，いかに持続エクスポージャー療法を実施すべきかについて学ぶことができました。彼女をはじめ，Women Organized Against Rape（WOAR）の優れた治療者たちや，Laura Benner, Anna Grenier, Marcia Hackett, Mirta Perez-Betancourt といった方々からは，この治療法の地域社会的な観点について示唆を与えられました。この治療法が現実的かつ実践的なものになったのは彼女たちのおかげです。WOARの理事を務める Carol Johnson にも感謝申し上げたいと思います。青年期向け持続エクスポージャー療法のパイロット研究へ資料を提供していただき，また励ましのお言葉を頂戴しました。

　イスラエルでは Naama Shafran が，静かな知性と尽きぬエネルギー，全てを包み込むような共感をもって，この治療プロジェクトのあらゆる段階を助けてくださいました。彼女にはヘブライ語版治療マニュアルの執筆や，参加者の募集，青年たちやその家族との面会，結果の分析を行っていただきました。Lilach Rachamim は多くの患者に対して素晴ら

しい治療を提供してくれました。また私たちが最も困難な症例に対処する際には，彼女の創造的かつ洞察力に富んだ治療技術と着想に助けられました。Michal Newborn, Edna Appelboim, Ayala Daie, Olga Goraly, Shelly Dinah Hadija, Harish Avidan, Smadar Orgler, Gitit Peer, Vivian Reutlinger, Avigail Segal, Yael Tadmor。皆様は多くの子どもたちや青年たちに会って，非常に繊細で思いやりのある治療を実施してくれました。Aloan Apter 教授には，物心両面のご支援をいただくとともに，シュナイダー小児病院での精神科医療の提供を受けられるようご手配いただきました。

目　次

訳者まえがき …………………………………………………………………… iii
謝　辞 …………………………………………………………………………… v

第1章　治療者のための入門 ………………………………………… 1
　このプログラムの背景となる情報と目的　1
　疾患もしくは問題の焦点化　2
　PTSDの診断基準　4
　この治療法の発達と，その基礎となったエビデンス　6
　　成人PTSDのCBT治療を支持する実証研究　7
　　普　及　9
　　児童と青年のPTSD治療としてのCBTの実証的な支持　10
　PTSDのPEモデル：情動処理理論　14
　自然回復またはPTSDの慢性化　17
　この治療プログラムの利点とリスク　19
　　利　点　19
　　リスク　19
　代替治療　20
　薬物療法の役割　21
　プログラムの構成　22
　　Phase 1：治療前の準備　23

動機づけ面接モジュール　　24
　　　ケースマネジメントモジュール　　24
　Phase 2：心理教育と治療計画；治療の開始　　25
　　　治療原理モジュール　　25
　　　トラウマ面接モジュール　　25
　　　よく見られるトラウマ反応モジュール　　25
　Phase 3：エクスポージャー　　25
　　　現実生活での実験モジュール　　25
　　　記憶をくわしく語るモジュール　　26
　　　最悪の瞬間モジュール　　26
　Phase 4：再発防止と治療の終結　　26
　　　再発防止モジュール　　26
　　　最終セッションモジュール　　27
　トラウマのタイプに合わせた調整　　27
　青年期の患者と関わるための手引き　　28
　親の治療への参加について　　29
　患者用ワークブックの使い方　　31

第2章　トラウマ体験を持つ青年の評価方法と，
　　　　治療の留意点 ……………………………………………… 33
　どのような患者がPE-Aに適しているか？　　33
　併存状態と除外基準　　34

評価方法　38
　　青年期のPTSD患者を治療する際の留意点　40
　　治療の基礎を築く　41
　　　概念モデル　42
　　　治療同盟　42
　　　明快で説得力のある治療原理　43
　　トラウマ体験者の治療の難しさ　44
　　治療者への提言：どうやって自分自身をケアするか？　45

　　　　　　　　　Phase 1　治療前の準備

第3章　動機づけ面接モジュール（任意） ………………………… 49
　　準備するもの　49
　　セッションの要点　49
　　概　要　49
　　動機づけ面接　51
　　　患者の治療への動機づけ　51
　　生活の領域における問題　52
　　治療を妨害する潜在的な因子　53
　　治療による潜在的な損失　55
　　治療のプラスとマイナスについての振り返りとまとめ　55
　　宿　題　57

第4章　ケースマネジメントモジュール　59

　準備するもの　59

　セッションの要点　59

　　患者との面接　59

　　親との面接　59

　　患者と親の同席面接　60

　概　要　60

　患者との面接　62

　　親が参加することの原則について　62

　　守秘義務とプライバシーの保護について　62

　　親の参加についての話し合い　63

　　リスク評価　64

　　危機への対処プラン　66

　親との面接　67

　　親の困難の評価　67

　　自殺の危険性について話し合う　68

　　秘密保持とプライバシー　69

　　親の参加について話し合う　69

　患者と親の同席面接　70

　　秘密保持についての振り返り　71

　　危機への対処プランへの同意　71

　　その他の問題を同定する　72

親の参加を決定する　74
　　　治療のスケジュール　74
　　宿　題　75

Phase 2　心理教育と治療計画：治療の開始

第5章　治療原理モジュール　………………………………………………… 79
　　準備するもの　79
　　セッションの要点　79
　　概　要　79
　　宿題の振り返り　80
　　治療の構造　80
　　治療の原理　81
　　　記憶をくわしく語ること／現実生活での実験　82
　　　役に立たない思考や思い込み　83
　　　サポートとチームワーク　85
　　呼吸再調整法（リラックス呼吸法）　86
　　親との面接　87
　　宿　題　88

第6章　情報収集モジュール　………………………………………………… 89
　　準備するもの　89

セッションの要点　89

概　要　89

宿題の振り返り　90

トラウマ面接　90

　トラウマの詳細　91

　トラウマの間に生じた感情　91

　追加情報　92

　信念や態度の変化　92

　その他の質問　93

秘密兵器の練習（任意）　93

親との面接　95

宿　題　95

第7章　よく見られるトラウマ反応モジュール　97

準備するもの　97

セッションの要点　97

概　要　98

宿題の振り返り　99

よく見られるトラウマ反応の紹介　99

恐怖と不安　99

苛立ち（過覚醒）　101

再体験　102

フラッシュバック　102

　　悪　夢　103

　回　避　103

　感情の麻痺　104

　怒　り　105

　罪悪感と恥辱感　107

　自己コントロール感の喪失　108

　自己イメージや周りの世界に対する見方の変化　109

　絶望感　110

　まとめ　111

　宿　題　112

Phase 3　エクスポージャー

第8章　現実生活での実験モジュール ……………………………… 115

　準備するもの　115

　セッションの要点　115

　概　要　116

　宿題の振り返り　117

　現実生活での実験の原理　117

　馴　化　119

　　エクスポージャーが不安の軽減に役立つ別のやり方　121

現実エクスポージャーの方法を説明する　122
　現実エクスポージャー不安階層表　123
　ストレス体温計　123
不安階層表の考え方（現実生活での実験：ステップ・バイ・ステップ）　124
　　性的・身体的虐待／暴力における例　125
　　テロ攻撃の例　125
　　交通事故，その他の事故　125
　　自然災害　126
　　突然死　126
　安全行動　126
　エクスポージャーの種類　127
　　1. 患者が実際よりも危険だと認知している活動　127
　　2. トラウマを思い起こさせる状況　127
　　3. 楽しみが増したり，自分の能力を確認できるような状況や活動　128
　現実生活での実験の危険性　128
　　1. 同じような青年と比較した場合，その行動は社会のルールに基づいた行動であるか？　128
　　2. それを回避することで，どの程度患者の生活が制限されているのか？　129
　　3. 危険の程度はどのくらいか？　129
不安階層表の作成（現実生活での実験：ステップ・バイ・ステップ）　130

リストの項目に点数をつける　134
　　　　例：高速道路で車を運転する　135
　　セッション中に治療者と患者が一緒に行うエクスポージャー　136
　　　セッション中に現実生活での実験を行う　137
　　　エクスポージャー後の処理　138
　　エクスポージャーの宿題の準備　139
　　　体系的に課題を行うことの重要性　142
　　　親を参加させる　143
　　宿　題　145

第9章　記憶をくわしく語るモジュール　147
　　準備するもの　147
　　セッションの要点　147
　　概　要　148
　　宿題の振り返り　148
　　記憶をくわしく語ることの原理　149
　　　思考停止実験（任意）　150
　　記憶をくわしく語ることの効果　151
　　　記憶を消化する　152
　　　その他の良い効果　153
　　　　区別すること　153
　　　　記憶を体系化する　153

　　　　記憶に馴れる（馴化）　153
　　　　コントロールを取りもどす　154
　トラウマの記憶をくわしく語る　154
　　　想像エクスポージャーのガイドライン　157
　　　　するべきこと　157
　　　　してはいけないこと　157
　トラブルシューティング　158
　　　過剰な感情的関わり（オーバーエンゲージメント）　158
　　　不十分な感情的関わり（アンダーエンゲージメント）　159
　トラウマの記憶を処理する　159
　役に立たない考えや信念を同定する　162
　　　トラウマ後の評価　162
　　　現実的ではない認知を疑う　163
　　　　罪悪感　163
　　　　恥辱感　164
　　　　怒　り　164
　　　　喪　165
　親との面接　165
　宿　題　167

第10章　最悪の瞬間モジュール　169
　準備するもの　169

セッションの要点　169

　　概　要　169

　　宿題の振り返り　170

　　「最悪の瞬間」を語ること　170

　　「最悪の瞬間」の処理　174

　　親との面接（任意）　175

　　再発防止の準備　176

　　宿　題　177

Phase 4　再発防止と治療終結

第11章　再発防止モジュール …………………………………… 181

　　準備するもの　181

　　セッションの要点　181

　　概　要　181

　　宿題の振り返り　182

　　きっかけの特定　182

　　防止策を計画する　184

　　対処法を見直す　185

　　　　現実生活での実験　185

　　　　記憶をくわしく語る　185

　　　　より良い考え方　185

楽しい活動　186

　　　感情の共有　186

　　　リラックス呼吸法　186

　　　まとめ　186

　最終セッションを計画する（任意）　187

　　　まとめのプロジェクトを設定する　188

　親との面接（任意）　189

　宿　題　190

第12章　最終セッションモジュール　191

　準備するもの　191

　セッションの要点　191

　概　要　191

　治療終結の面接　192

　治療の終結をどう感じているか　193

　治療の終結　194

第13章　ひとりひとりに対応して治療を調整する　195

　持続エクスポージャー療法の中核的な要素　196

　患者の年齢に応じた治療　198

　心理教育用の教材を修正する　200

　「現実生活での実験」を修正する　201

「記憶をくわしく語る」を修正する　202
　　　空欄を埋める方法の具体例　204
　　家族が治療に関わらない患者のための修正　205
　　まとめ　207

付　録

　　危機への対処プラン　211
　　トラウマ面接　212
　　【保護者向け資料1】PTSDとは何か？　どのように治すのか？　214
　　【保護者向け資料2】どうやって支えるのか？　219
　　【保護者向け資料3】よく見られるトラウマ反応　225
　　【付録資料1】ストーリーで見る治療原理　234
　　【付録資料2】「よく見られるトラウマ反応」カード（10代前半向け）　241
　　【付録資料3】ストーリーで見る「よく見られるトラウマ反応」　242

文　献 …………………………………………………………………… 247
索　引 …………………………………………………………………… 256
著者・訳者略歴 ………………………………………………………… 262

第1章
治療者のための入門

　この治療者マニュアルは『青年期PTSDの持続エクスポージャー療法—10代のためのワークブック—』とセットになっています。この治療法とマニュアルは，認知行動療法（cognitive behavioral therapy: CBT）に親しんでいる治療者か，持続エクスポージャー療法（prolonged exposure therapy: PE）のエキスパートによるPEの集中ワークショップに参加した治療者を対象としています。本書で扱うCBTプログラムは，トラウマの被害を受けてPTSD（外傷後ストレス障害：posttraumatic stress disorder）を発症した13〜18歳の青年期の患者のために作られたものです。

このプログラムの背景となる情報と目的

　このプログラムの基礎となるのは，ペンシルバニア大学においてFoa教授と同僚によって開発された，成人のための治療法です。PEの全体的な目的は，PTSDとトラウマに関連した症状を消し去るため，トラウマとなった体験を情動的に処理できるよう被害者を援助することです。「持続エクスポージャー療法」という名前は，この治療プログラムが不安障害に対するエクスポージャー療法の長い伝統から生じたことを示しています。不安障害のエクスポージャー療法では，患者は安全ではあるが不安を喚起するような状況に直面し，過剰な恐怖や不安を克服しま

す。それと同時にこの名前は，PE が情動処理理論から生じたものであり，PTSD 症状の軽減のためにはトラウマ記憶を適切に処理することが重要であることを強調しています。本書を通じて私たちは，情動処理こそが PTSD 症状を効果的に軽減するための背景となっていることを述べたいと思います。

このプログラムは成人用の PE を修正し，青年期という発達段階において当然生じる不安や強さ，限界を明確にするようにしたものです。たとえば家族の参加を強調していますし，青年が直面する社会的あるいは成長過程の困難にも注意を向けています。さらに，個々の患者の必要性に応じて治療者が選択できるような，発達段階にふさわしい練習も取り入れています。

青年期の PE には以下の手続きが含まれます。
- クリニックに通って治療を続けるように動機づけるための面接
- 治療を困難としている要因を明らかにするためのケースマネジメントモジュール
- よく見られるトラウマ反応に関する教育
- 患者が落ち着きを取り戻すための呼吸法
- トラウマに関連した苦痛や不安のために患者が避けている状況や，物事に触れる現実エクスポージャーの反復
- トラウマの記憶に対する持続的な想像エクスポージャーの反復
  （例：想像の中でトラウマの記憶に再び自分から触れ，説明すること）
- 治療の振り返りと，再発防止をより確実にするための将来の課題

疾患もしくは問題の焦点化

大変不幸なことではありますが，トラウマ体験（例：性的もしくは身体的虐待，重度の交通事故，自然災害，暴力の経験，体験もしくは目

撃）は，子どもや青年にとって珍しいことではありません。学童期にお
けるこうしたトラウマへの曝露の頻度の研究によると，トラウマを体験
する率は 40 〜 70％近くとされています（Giaconia ら，1995；Jenkins
と Bell, 1994）。10 〜 16 歳の 2,000 名の子どもに対する全米調査によれ
ば，24％がトラウマの犠牲になったことがあると回答しています（身
体的虐待，性的虐待，または誘拐；Finkelhor と Dzuiba-Leartherman,
1994）。同様に，一般人口における青年のうち 25％が，16 歳までの間
にかなりの程度のトラウマとなる出来事を体験しています（Costello,
Erkanli, Fairbank, & Angold, 2002）。ノースカロライナ州の代表的サ
ンプルでは，子どもたちの 3 分の 2 以上が 16 歳になるまでに少なくと
も 1 回のトラウマとなるような出来事を体験していました（Copeland,
Keeler, Angold, Costello, 2007）。入院中の青年に対する調査では，ほと
んどすべて（93％）が少なくとも 1 回のトラウマとなる出来事を体験
していたと報告されています（Lipschitz, Winegar, Hartnick, Foote, &
Southwick, 1999）。

　ほとんどの青年や子どもには回復力があり，トラウマ体験をした後で
情緒的な混乱が長びくことはありませんが，少数には慢性的な症状が生
じます。トラウマを体験した後の最も好ましくない心理学的な転帰は
PTSD です。PTSD は，再体験症状（悪夢または侵入的思考），トラウ
マに関連した刺激（状況，場所，人々）の回避，そして過覚醒（睡眠障
害と過剰な警戒）を特徴とする重度の不安障害です（米国精神医学会：
APA, 1994）。

　トラウマとなる出来事を体験した青年のうち，何％に PTSD が生じ
るのかについては 0.5 〜約 13％までの様々な数字が報告されています
（Copeland ら，2007；Kilpatrick ら，2003；Thienkrua ら，2006）。成
人の場合と同様，青年期の PTSD もひとたび症状が固定すると慢性化
し，多くの場合には機能障害を生じます（e.g., Pynoos と Nader, 1990；
Thienkrua ら，2006）。PTSD を持つトラウマ体験者には，PTSD を持

たない者に比べて，健康上の問題が生じやすくなります（DavidsonとFoa, 1991；SchnurrとGreen, 2004）。したがって，PTSDは単に心理的な苦痛をもたらすというだけではなく，青年期を越えて成人期にまで続く重度の公衆衛生的および経済的な影響をももたらしているのです。

PTSDの診断基準

PTSDは，現在の精神疾患の診断と統計のためのマニュアル第4版改訂版（DSM-IV-TR；APA, 2000）によって，「実際のまたは知覚された生命に対する脅威，または身体の統合が脅かされるような出来事を体験もしくは目撃すること」の結果として生じる不安障害であると定義されています。さらに，この出来事への感情的な反応は，極度の恐怖，戦慄，または無力感とされています。PTSDは，再体験，回避，そして過覚醒の3つの症状によって特徴づけられています。

【PTSDのDSM-IV-TR基準】

（髙橋三郎ほか；DSM-IV-TR 精神疾患の診断・統計マニュアル 新訂版；医学書院 2003 より一部改変）

A. その人は，以下の2つがともに認められる外傷的な出来事に暴露されたことがある。
  1. 実際にまたは危うく死にかねないような，または重症を負ってしまうか／自分または他人の身体の保全が脅かされるような出来事を，1回もしくはそれ以上，本人が体験し，目撃し，または直面した。
  2. その人に，強い恐怖，無力感または戦慄といった反応が生じた。
      注：子供の場合はむしろ，まとまりのないまたは興奮した行動によって表現されることがある。

B．外傷的な出来事が，以下の1つ（またはそれ以上）の形で再体験され続けている．
 1. 出来事の反復的，侵入的，苦痛な想起で，それはイメージ，思考，または知覚を含む．
 2. 出来事についての反復的で苦痛な夢
 3. 外傷的な出来事が再び起こっているかのように行動したり，感じたりする（その体験を再体験する感覚，錯覚，幻覚，および解離性フラッシュバックのエピソードを含む，また，覚醒時または中毒時に起こるものを含む）．
 4. 外傷的出来事の1つの側面を象徴し，または類似している内的または外的きっかけに暴露された場合に生じる，強い心理的苦痛
 5. 外傷的出来事の1つの側面を象徴し，または類似している内的または外的きっかけに暴露された場合の生理学的反応性
C．以下の3つ（またはそれ以上）によって示される，（外傷以前には存在していなかった）外傷と関連した刺激の持続的回避と，全般的反応性の麻痺：
 1. 外傷と関連した思考，感情，または会話を回避しようとする努力
 2. 外傷を想起させる活動，場所または人物を避けようとする努力
 3. 外傷の重要な側面の想起不能
 4. 重要な活動への関心または参加の著しい減退
 5. 他の人から孤立している，または疎遠になっているという感情
 6. 感情の範囲の縮小（例：愛の感情を持つことができない）
 7. 未来が短縮した感覚（例：仕事，結婚，子供，または正常な寿命を期待しない）

D．(外傷以前には存在していなかった) 持続的な覚醒亢進症状で，以下の2つ (またはそれ以上) によって示される。
 1. 入眠，または睡眠維持の困難
 2. いらだたしさまたは怒りの爆発
 3. 集中困難
 4. 過度の警戒心
 5. 過剰な驚愕反応
E．障害 (基準B，C，およびDの症状) の持続期間が1カ月以上
F．障害は，臨床的に著しい苦痛，または社会的，職業的，または他の重要な領域における機能の障害を引き起こしている。

該当すれば特定せよ
 急性：症状の持続期間が3カ月未満の場合
 慢性：症状の持続期間が3カ月以上の場合

該当すれば特定せよ
 遅発性発症：症状の発現がストレス因子から少なくとも6カ月の場合

　トラウマとなった出来事の後でPTSD症状が生じることはごく普通のことであり，症状の強度と頻度は自然回復によって時間とともに軽減します。しかし少数のトラウマ体験者にはPTSD症状が持続し，慢性化し，日々の生活機能に障害が生じてきます。DSM-IV-TRによれば，急性期のPTSDの診断は，症状が1カ月以上持続し，臨床的に重大な苦痛や機能障害を生じたときにつけられます。PTSDは症状の持続が3カ月を超えると慢性とされ，症状の出現が少なくともトラウマ体験の6カ月後であるときには遅発発症と見なされます。

この治療法の発達と，その基礎となったエビデンス

　PTSDに苦しむ青年の治療法を開発し始めたとき，取り組むべき課題

がいくつかありました。第一の，そして最も重要だった課題は，青年期の症状は変わりやすいということです。13歳から18歳にかけては，重要な成長的変化が生じるので，青年期の発達は均一ではありません。青年期とは，それぞれの青年に特異的な発達上の変化の集合体といったほうがよいでしょう。それゆえ，青年期のPTSDの治療はこの疾患の中心的な症状だけではなく，青年が経験する発達上の変化を考慮しなくてはなりません。第二に，青年は親から分離した個人となり，同朋との社会的な絆を強化し始めます。そのため，治療においては青年が必要とする家族的，社会的な要素を取り入れる必要があります。親を治療に参加させることを望んでいたり，必要としている青年もいれば，しっかりとプライバシーを守るような治療のほうが有効な青年もいることでしょう。私たちの治療は親の関与を含んでいますが，その関与の実際は，青年が分離個体化過程のどの時点にいるのか，また家族内の関係がどうなっているのかによって変化します。青年の中には，PTSD症状のために同胞との関係が変化したり断絶したと感じている者もいます。そのような場合には治療の中で，PTSDの社会的な影響にも目を向けなくてはいけません。第三に，私たちは迅速な治療を意図しました。青年期は変化と成長の時期であり，多くの問題が一過性に，あるいは持続的に生じ，その一部がときには心理療法の対象になります。私たちが取り組んでいるのはPTSDとそれに関連する症状の軽減だけです。つまりこの治療は，青年期に生じる問題や心配のすべてを扱っているわけではありません。このように明確な焦点を持ち，構造化された治療を行うためには，CBTを用いることが自然な選択でした。

成人PTSDのCBT治療を支持する実証研究

　成人のPTSD治療のためのCBTを支持する実証研究は非常に頑健robustなものです（cf., FoaとMeadows, 1997）。なかでもエクスポージャー療法は実証研究によって最も強く支持されています（Rothbaum,

Meadows, Resick, & Foy, 2000)。エクスポージャー療法は当初，戦争帰還兵士のために実施されており (e.g., Fairbank と Keane, 1982)，それに対して性犯罪被害者にはストレス免疫訓練法 (stress inoculation training: SIT) が用いられていました (Kilpatrick, Veronen, & Resick, 1982)。その後の研究でエクスポージャーの要素を含む CBT プログラムは様々なトラウマを持つ人々の PTSD 症状の軽減に有効であることがわかりました。それには，女性のレイプ被害者 (e.g., Foa, Rothbaum, Riggs, & Murdock, 1991；Foa ら，1999, 2005；Resick, Nishith, Weaver, Astin, & Feurer, 2002；Rothbaum, Astin, & Marsteller, 2005)，身体的暴行 (Foa ら，1999；Foa, Hembree, Feeny, & Zoellner, 2002)，家庭内暴力 (Kubany ら，2004)，児童の性的虐待 (Cloitre, Koenen, Cohen, & Han, 2002；Echeburua, Corral, Zubizarreta, & Sarasua, 1997；Foa, Zoellner, Feeny, Hembree, & Alvarez-Conrad, 2002)，男性の戦争帰還兵士 (Cooper と Clum, 1989；Glynn ら，1999；Keane, Fairbank, Caddell, & Zimering, 1989)，男女の交通事故負傷者 (Blanchard ら，2003；Fecteau と Nicki, 1999)，難民 (Otto ら，2003；Paunovic と Ost, 2001)，混合性トラウマ (e.g., Bryant, Moulds, Guthrie, Dang, & Nixon, 2003；Marks, Lovell, Noshirvani, Livanou, & Thrasher, 1998) が含まれます。様々なエクスポージャー療法が，その効果を SIT (Foa ら，1991, 1999) や認知療法 (Marks ら，1998；Resick ら，2002；Tarrier ら，1999)，眼球運動脱感作再処理療法 (eye movement desensitization and reprocessing: EMDR) (e.g., Devilly と Spence, 1999；Rothbaum, Astin, & Marsteller, 2005；Taylor ら，2003) と比較されてきました。研究によれば様々な認知行動療法の効果の差は一般には小さいとされていますが，エクスポージャー療法が優れていることはいくつかの研究によって見いだされています (e.g., Devilly と Spence, 1999；Foa ら，1999；Marks ら，1998；Taylor ら，2003)。すなわちエクスポージャー療法は様々な種類のトラウマによる PTSD の治療法として効果的であり，他

のCBTと同等かそれ以上の効果を持つと考えられています[訳注1]。エクスポージャー療法を取り入れた様々な治療プログラムの中では，PEが効果的であることが一貫して見いだされています（Foa, Rothbaum, & Furr, 2003）。

普　及

　ある治療が幅広い臨床場面で使用できるかどうかを考えるうえでは，その治療がある症状に有効だというだけでは不十分であり，地域で患者を治療している臨床家への普及が容易だということも重要です。子どものPTSDの治療を求める家族の圧倒的多数は，学術研究機関以外の場所で治療を受けています。したがって有効な治療を実際に選択してもらうためには，その治療法を地域の臨床家に普及することがきわめて重要な課題となります。成人のPTSD治療に関する現在進行中の最近のプロジェクトでは，この普及の問題が正面から取り上げられています。Resickら（2002）による研究では，一般的なCBTの研修を受けた治療者を対象にPEの2日間の研修が行われ，その1年後に1日の研修が行われました。治療者たちは治療手順をよく遵守し，そしてPEの熟練者による研究と同じ程度の治療予後を達成しています。Foaらは，PTSDを発症した児童期の性虐待の被害者を対象にして，PEと認知再構成法（cognitive reprocessing: CR）を併用した治療（PE/CR）と支持的カウンセリングの効果を比較する研究を行い，PE/CRの治療手順を，CBTを専門としない地域の臨床家らに広めました。6カ月後のフォ

訳注1）2007年に米国学術会議の「外傷後ストレス障害治療委員会」が提出した報告書「外傷後ストレス障害の治療：エビデンスの評価 Treatment of Posttraumatic Stress Disorder: An Assessment of the Evidence」では，信頼できる臨床研究だけを選別して評価の対象とした。それによると，PTSD治療の中で，唯一十分なエビデンスを持っていたのはPEである。それ以外のすべての精神療法，薬物療法のエビデンスは不十分であるとされた。なお薬物療法に関しては，非軍人に対しては効果が示唆されるという付帯意見が付けられている。

ローアップ時点で，PE/CR を最後まで受けた患者たちの 77％は，もはや PTSD の診断基準を満たさなくなっており，これは支持的カウンセリングを最後まで受けた者の 42％に比べれば高い数字となっています（McDonagh-Coyle ら，2005）。米国退役軍人局では，PTSD を持つ女性に対する PE とカウンセリングを比較する研究を最近終えたところですが，その研究では全米 12 カ所の退役軍人医療センターから集められた様々な背景を持つ 24 名の治療者に PE が広められました。研究結果が示すところによると，このような条件であっても PE は効果を示しています（Schnurr ら，JAMA 2007）。Foa はイスラエルで数回，5 日間のワークショップを開催しましたが，PE は軍人のみならずテロの被害を受けた民間人被害者に対する治療としても有効に普及されました。研究結果によれば，イスラエルの臨床家たちは，米国のペンシルバニアの性被害者のための支援センターである『レイプに立ち向かう女性たち（Women Organized Against Rape: WOAR）』の治療者や，ペンシルバニア大学の治療者とほぼ同様の治療成績を示しました（PTSD 重症度の平均 64％の減少；Nacasch ら，2003）。

児童と青年の PTSD 治療としての CBT の実証的な支持

　PTSD を持つ児童と青年のための CBT 研究はさほど多くありませんが，これまでの研究によれば，様々なトラウマを持つ子どもに対して CBT は効果的かつ実際的な治療であることが実証されています（e.g., Berliner と Saunders, 1996；Celano, Hazzard, Webb, & McCall, 1996；Cohen と Mannarino, 1996, 1998；Cohen, Deblinger, Mannarino, & Steer, 2004；Deblinger, Lippman, & Steer, 1996；King ら，2000；Goenjian ら，1997；March, Amaya-Jackson, Murry, & Schulte, 1998；Yule, 1992）。しかしながら，こうした研究の多くは，単独もしくは複数の症例研究であったり（e.g., Saigh, 1986, 1989），オープン臨床試験（e.g., Farrell, Hains, & Davies, 1998），またはごく短期の観察期間によ

る群内比較試験（e.g., Deblinger, McLeer, & Henry, 1990），さらにはランダム化された群間比較試験ではあっても，加入群と対照群が不揃いなもの（Chemtob, Nakashima, & Hamada, 2002；March ら，1998）でした。

　子どもに対するエビデンスは青年期に対するものよりも強力です。Cohen, Mannarino, & Deblinger（2006）は PRACTICE という略語によって，現在行われており，かつ実証的に支持されている，トラウマのための CBT の共通要素を要約しました。もちろんすべてのモデルがすべての要素を含んでいるわけではなく，またいくつかのモデルは付加的な要素や付随的な治療サービスを含んでいます。

　PRACTICE という略語が表しているのは以下の要素です：
・ペアレンティング・スキルを含めた親の治療（parental treatment, including parenting skills）
・心理教育（psychoeducation）
・リラクセーションとストレスマネジメントのスキル（relaxation and stress management skills）
・感情調整スキル（affective modulation skills）
・認知的コーピングスキル（cognitive coping skills）
・トラウマ・ナラティブと，その認知処理（trauma narrative and cognitive processing）
・実生活内でのトラウマの想起刺激に対する脱感作（in vivo desensitization to trauma reminders）
・親子合同セッション（conjoint child-parent sessions）
・将来の安全と発達の強化（enhancing safety and future development）

　トラウマに焦点を合わせた CBT（TF-CBT；Cohen ら，2006；Deblinger と Heflin, 1996）は，現在のところ 6 つのランダム化比較試験（randomized controlled trials: RCTs）によって最も強力に支持さ

れており，PRACTICEのすべての要素を含む治療です。これらの研究のすべてが，TF-CBTは3歳（CohenとMannarino, 1996）から14歳まで（CohenとMannarino, 1998；Cohenら，2006；Cohen, Deblinger, Mannarino, & Steer, 2004；Deblingerら，1996）の子どものPTSD症状とその他の様々な症状を軽減させるうえで，その他の積極的な治療もしくは待機群よりも優れていたことを示しています。

それ以外の2つの治療手順を用いた，青年を対象とするRCTが行われています。認知的基礎を持つトラウマ焦点化CBT（cognitive-based trauma-focused CBT）については，パイロット研究としてRCTが行われています（Smithら，2007）。この治療方法はPRACTICEのほとんどの要素を含んでおり，また想像変容技法という付加的な要素も含んでいますが，待機群に比べてPTSD症状，不安，抑うつ症状の軽減に関する，より大きな効果量（effect size）を示しました。Seeking Safety（Najavits, 2002）と呼ばれる別の治療は，薬物物質乱用とPTSDを合併した青年期の女子において症状の軽減に効果を示しています。この治療プログラムにはPRACTICEの要素の多くが含まれていますが，積極的なエクスポージャーの要素は含まれていません。Seeking Safetyには25もの治療主題が含まれていますが，治療者は患者の特性に応じてどの治療主題を用いるかを選択することができます。したがって，Seeking Safetyには非常な柔軟さがあるとともに，付加的なやり方ではありますが集団療法として提供することも可能なのです。

青年期PTSDの持続エクスポージャー療法（prolonged exposure for adolescents: PE-A）は，子どもおよび成人に対するTF-CBTから適切な要素を取り入れ，対象者の年齢とトラウマの種別に関して大きな柔軟性と幅広い適応を持った治療法です。この治療法は成人のPEに基礎を置いています。というのも，PEは短期間で効果があり，柔軟性があり，そしてPTSD症状を軽減するうえで多大な成功を収めているからです。この治療法はPRACTICEの要素のうち，親の参加や，子どもと

親の共同セッション，安全性の増強，将来の成長といった要素を取り入れていますが，治療者はもし適切と思われた場合にはこうした付加的な要素を，心理教育や現実および想像エクスポージャー，そしてトラウマの処理といった中心的な核となる要素の周りに自由に構造化することができます。

　予備的な段階ですが，PE-A は米国においてもイスラエルにおいても，青年期の PTSD 症状の軽減に成功しています。この臨床試験はまだ進行中で，45 名の青年（34 名は女性）が治療を受けています。本書に述べられている治療手順に従って，43 名が 9 セッションからなる治療を終了し，2 名が 6 セッションの治療を終了しました。およそ半数が米国で，残りの半数がイスラエルで治療を受けました。対象者の平均年齢は 14.8 歳（標準偏差：SD＝1.57）で，対象者は様々な種類のトラウマの被害者です。20％がレイプによる PTSD，29％が児童期の性的虐待，24.4％がテロ，17.8％が交通事故，8.8％がその他のトラウマでした。対象者には児童期 PTSD 症状評価表（childhood PTSD symptom survey: CPSS）を治療前後で施行しました。治療セッションの回数は 6 回から 20 回まで，平均して 12.8 回（SD＝3.1），このうち 15 セッション以上を受けた参加者は 11 人だけでした。CPSS による PTSD 症状の重症度は治療前（M＝27.8, SD＝9.5）から治療後（M＝7.6, SD＝6.7）にかけて，有意に減少しています〔t(44)＝13.21，$p<.0001$〕。CPSS の症状は 3％から 100％まで，平均で 71％減少し，グループ内効果量は 2.13 という結果でした。71％の患者が治療の終わりには PTSD が寛解していたといえます（すなわち，治療後の CPSS 得点が PTSD 診断の閾値である 10 点以下となりました）。

　PE を受けたこれら 45 名の患者の被験者内効果量の 2.13 という数値は，PE を受けた成人の暴力被害者の研究成果として公表されているものとほぼ同様です。Foa ら（1999）は性的および非性的暴行を受けた女性被害者に 9 回の PE を実施し，治療完遂者については 2.04 の被験者内

効果量を得ました。Foaら（2005）は，性被害および非性的暴行，および幼児期に性的虐待を受けた女性被害者に9～12回のPEを実施しています。セッションの合計回数は，治療への患者の反応によって決定され，セッション8において，PTSD症状の減少が70％に達していない者は追加セッションを提供されました。平均して10.4回（SD＝1.5）の治療を完遂した患者の被験者内効果量は3.33であり，したがって，良好にコントロールされた研究において，平均15回のPE-Aを終了したオープン試験の参加者の効果量は，平均9～12回のセッションを受けた成人の効果量の範囲内に収まっています。青年期の治療が長引く背景には，多くの要因があります。たとえば，治療への動機づけのセッション，家族の治療への参加，そして再発防止のための長時間のモジュールなどです。

PTSDのPEモデル：情動処理理論

　すでに述べたように，PE-Aは，成人に対する非常に効果的な治療法であるPEの応用です。PEは不安障害とエクスポージャー療法の基盤を理解するためにFoaとKozak（1985, 1986）によって作成された，情動処理理論に深く根ざしています。情動処理理論の出発点は，恐怖は危険から逃れるための「プログラム」としての認知的構造として記憶の中に表現されているということです。恐怖構造に含まれるのは恐怖を抱いている刺激（例：熊），恐怖反応（例：心拍亢進），そして刺激および反応と意味との関連です（例：熊は危険である）（例：動悸がするのは私が怖がっている証拠だ）。恐怖構造が現実的な脅威を表現している場合には，それは正常な恐怖構造であり，脅威に対する効果的な行為のためのひな形として機能しています。たとえば熊を前にして恐怖やぞっとする感じを抱き，逃げようとすることは適切な対応であり，正常で適応的な恐怖反応であるといえます。

FoaとKozak（1986）によれば恐怖構造が病的になるのは以下のような場合です。(1) 刺激要素間の関連が現実世界を適切に表現していない，(2) 無害な刺激によって生理的反応や逃避／回避反応が生じる，(3) 過剰で容易に引き起こされる反応の要素が適応的な行動の妨げになっている，(4) 無害な刺激と反応の要素が誤って脅威という意味に結びつけられている。FoaとKozak（1985）によると，不安障害は特異的な病理の構造を反映しており，治療は恐怖構造の病理的な要素を修正することによって不安障害の症状を軽減するものとされています。こうした修正は，エクスポージャー療法を含む効果的な治療の基盤となっている情動処理の本質をなすものです。第一に，恐怖構造は賦活される必要があります。そうでなければ，修正しようとしても手を触れることができません。第二に，恐怖構造に埋め込まれた誤った情報と相容れない新しい情報が提供され，恐怖構造に取り込まれる必要があります。そうなれば不安症状を引き起こしていた情報に接しても，もはや不安は生じなくなるのです。

　安全であり害を生じる危険が非常に低いにもかかわらず恐怖を抱いている状況や物事などの刺激に対して，注意深く体系的な直面化を行うことで，上記の2つの課題を満たすことができます。それはどうしてでしょうか。恐怖を抱いている刺激に触れることは，対応した恐怖構造を賦活すると同時に，有害な出来事が生じる危険性と，恐怖を抱くことによる不都合な結果への現実的な情報を与えます。外的な脅威（再び襲われるなど）に対する恐怖に加えて，被害者は不安それ自体についての誤った認知を抱いており，エクスポージャーを通じてそれが修正されます。たとえば，その状況から逃げない限り不安は決して消え去らないとか，不安になると「自分がコントロールできなくなる」「めちゃくちゃになってしまう」といった信念が修正されるのです。こうした新しい情報はエクスポージャーを通じて記憶に刻まれて恐怖構造を変容させ，次のセッションまでの間に，同一もしくは類似の刺激に曝露されることに

馴れるようになり，症状を軽減させるのです。

　Foa らは情動処理理論をさらに洗練して練り上げ，トラウマとなった出来事からの自然回復，PTSD の発症，慢性 PTSD の治療と予防までを説明する PTSD の包括的理論を作成しました（Foa と Cahill, 2001；Foa と Jaycox, 1999；Foa と Riggs, 1993；Foa, Huppert, & Cahill, 2006；Foa, Steketee, & Rothbaum, 1989）。

　情動処理理論によれば，PTSD の基盤にある恐怖構造の特徴は，極めて多くの刺激が危険性という意味に誤って結びつけられていることと，PTSD 症状の中に生理学的な覚醒と行動的反応が表れていることでした。恐怖構造を賦活する刺激が多数にのぼるため，PTSD 患者は世界はすべて危険であると認知してしまいます。さらに，トラウマ被害を受けている最中の自分の行動や続発した症状についての考えや，PTSD 症状についての否定的な解釈が，自分が無力であるという意味に結びつけられています。この 2 つの広範囲な否定的な認知（「世界はすべて危険である」「自分はまったく対処することができない」）がさらに PTSD 症状を重症化させ，それがまた誤った認知を強化するのです（詳細は Foa と Rothbaum, 1998 を参照）。

　トラウマについて被害者が語る事柄は断片化されており，組織化されていません（e.g., Kilpatrick ら，1992）。Foa と Riggs（1993）はこのトラウマ記憶の断片化について，極度のストレスという条件下で情報が記憶に記銘される際の情報処理が，様々な仕組みによって妨害される結果であると考えました。Amir, Stafford, Freshman, & Foa（1998）は被害後のトラウマ記憶の分節化の不十分さが 12 カ月後の PTSD 症状の重症度と関連していることを見いだしましたが，これは PTSD は組織化されていない記憶と関連しているという仮説と合致しています。その補足として，Foa, Molnar, & Cashman（1995）は，PE による PTSD の治療はトラウマについての語りの組織化の増大と関連していると報告し，また，断片化の減少が不安の減少と，組織化の増大が抑うつの減少と結

びついていることを見いだしました。

自然回復またはPTSDの慢性化

　先に述べたようにトラウマ被害の直後に重度のPTSD症状が見られることは普通のことであり，時間の経過とともにほとんどのトラウマ体験者の症状が軽減します。しかし少数ではありますが，一定数の被害者は自然には回復できず，数年間にわたってPTSD症状に苦しみ続けることもあります。FoaとCahill（2001）の考えでは，自然回復というのは，日常生活の中でトラウマに関連した思考や気分に関わり，それについて話し合い，トラウマを想起させる状況に直面することで情動記憶が賦活され，情動処理が行われている結果であるといえます。こうした自然のエクスポージャーは，二次的なトラウマ被害をもたらすことさえなければ，トラウマ後に普通に見られる「世界は危険である」とか「自分は無力である」という受け止め方を修正します。また，支えてくれる人に被害のことを話したり自分で考えたりすることによって，被害者はトラウマの記憶を合理的に組織化することができるのです。

　それでは，PTSDが慢性化する人がいるのはなぜでしょうか。情動処理理論の枠組みの中で考えると，PTSDが慢性化するのは，トラウマを想起させる刺激の回避が強いためにトラウマ記憶が適切に処理されなかったためです。そこでPTSDの治療では情動処理が促進されます。自然回復の場合と同様，PTSD治療としてのPEは，患者が想像，現実エクスポージャーを通じてトラウマに関連した思考やイメージ，状況に注意深く直面して恐怖構造を賦活し，自分や世界について思い込んでいたことが適切ではなかったことを学ぶことによって効果を上げます。

　どのようにしてPEはPTSD症状を軽減させるのでしょうか。トラウマ記憶と関連する想起刺激の回避は，負の強化によって維持されています。回避をすることで短期的には不安は軽減しますが，長期的には情動

処理が妨げられることで，かえってトラウマに関連した刺激の回避が維持されてしまいます。PE はトラウマ記憶と想起刺激に向き合うことを通じて，認知と行動面での回避を阻害し，PTSD を維持させている重要な要因のひとつを減少させます。情動処理に含まれるもうひとつの仕組みは不安への馴化です。馴化することによって，「不安が永遠に続く」とか，「逃避しない限りはなくならない」といった誤った信念が打ち消されます。患者は，自分が症状に耐えられることを学びます。また，PTSD を発症している患者に共通して見られることですが，症状を抱えていることで恐怖のあまり「おかしくなってしまう」とか「コントロールが利かなくなる」わけではないことを学びます。

　想像および現実エクスポージャーは，トラウマとなった出来事と，それに似通ってはいるが危険ではない出来事とを患者自身が区別する手助けをします。患者はトラウマを特定の場所，時間で起こった出来事として見ることができるようになり，世界のすべてが危険で自分が完全に無力であるという認識を変えることができます。PTSD を発症している患者がトラウマとなった出来事を考えるとき，あたかも「今現在それが起こっている」ように感じてしまうと報告することが多いということは重要です。トラウマの記憶への想像エクスポージャーを繰り返すことで，過去と現在の識別が促進されます。トラウマを思い出すことは感情的にはつらいことですが，もう一度トラウマとなった出来事を体験しているわけではなく，その出来事について考えることは危険ではないことを患者に気づかせる手助けをしているのです。繰り返しトラウマの記憶に自分から触れて詳しく語ることによって，自分は危険であり無力であるという信念とは相反する側面が，トラウマとなった出来事の中に含まれていたことが正確に評価できるようになります。さもなければ，このような側面は，明らかな脅威についての記憶によって，覆い隠されてしまうでしょう。たとえば，加害者に対してもっと抵抗しなかったことに罪悪感を持っている患者は，もし抵抗していたら暴行がもっとひどいものに

なっていただろうと気づくかもしれません。このような変化のすべては，PTSD症状を軽減し，自己の統御感や効力感を高めます。想像および現実エクスポージャーで得られた修正的な情報は，そのセッションの想像エクスポージャーの後の認知処理の中で，詳しく取り扱います。

この治療プログラムの利点とリスク

利　点

　この章の何カ所かで述べているように，20年間にわたるPEの研究は，PEがPTSDの治療として優れた効果を持っていることを明確に示しています。ほとんどすべての研究が，PEはPTSD症状を軽減するだけでなく，抑うつや一般的な不安，怒り，自責などの，その他のトラウマ関連症状をも軽減することを示しています。多くの青年は治療の最終回の面接において，この集中的な介入は家族や友人との関係やアイデンティティの問題といった，トラウマと関係のない生活上の問題についても役に立ったという趣旨のことを，くだけた言い方で話しています。PEは彼らが人生を取り戻す役に立つのです。

リスク

　PEの治療に関連する主要なリスクは，不安を引き起こすようなイメージや記憶，状況に治療の過程で直面したときに生じる不快感と情動的ストレスです。PEの治療過程は，トラウマの記憶と関連した様々な情動（例：不安，恐怖，悲しみ，怒り，恥辱，自責）と向き合うように促すことによって，患者がトラウマの記憶を処理できるようになることを目的としています。後の第9章で詳細が述べられますが，PEの治療中，患者がトラウマの記憶を処理できるように，治療者は支持的かつ共感的に患者を導くだけでなく，患者のストレスをモニターし，情動的な関わりやそれと関連した不快感のレベルを判断したうえで，必要に応じ

てそれを軽減する介入を行います。治療の中でトラウマと関連した情報に触れたり，悲痛な体験を情動的に処理していくときには一時的にストレスが増大し，PTSD，不安，抑うつなどの精神症状が悪化することもあります。治療者はトラウマを体験した患者に PE を推奨する際に，この点を説明しておかなくてはなりません。患者には「回復する前には，少し気分が悪くなることがある」というように伝えます。しかしながら，暴行に関連した PTSD のための PE を受けた 75 名の女性のサンプルでは，この一時的な症状の悪化は，不良な転帰や治療の早期中断とは関連していませんでした（Foa ら，2002）。この治療法で患者の回復が順調にはいかない場合はありますが，エクスポージャー療法後に症状が悪化したケースはほんの少数にすぎません。

代替治療

　PTSD のための CBT に関する研究の概説は，この治療者マニュアルの目的ではありませんが，著者らの研究結果は，エクスポージャー療法を含む CBT は青年のトラウマ関連の問題を改善するのに効果的であるという，その他の研究結果と一貫しています（e.g., Berliner と Saunders, 1996；Celano ら，1996；Cohen と Mannarino, 1996, 1998；Cohen ら，2004；Deblinger ら，1996）。さらに，過去 20 年間における多くの研究が，成人に対するエクスポージャー療法は，PTSD やその他のトラウマ関連の病状を軽減するのに効果的であると報告しています。その多くはこの治療が PTSD のための心理社会的治療の中で最もエビデンスに基づいた実証的なアプローチであり，専門家の合意のもとで，最初にとるべき介入方法であることを示しています（Foa, Davidson, Frances, Culpepper, Ross, & Ross, 1999）。この章の前半で述べたような PE やその他のエクスポージャー療法に加えて，効果的であると実証されている CBT プログラムには，SIT，認知処理療法（cognitive processing therapy: CPT），認知療法（cognitive therapy: CT），EMDR が含まれます。詳細については，FoaとMeadows（1997），Rothbaumら（2000），Harvey, Bryant, and Tarrier（2003），CahillとFoa（2004）を参照してください。

薬物療法の役割

　専門家は，PTSDを発症した成人のための薬物療法として，まず選択的セロトニン再取り込み阻害薬（selective serotonin reuptake inhibitors: SSRI）の投与を考えます（Foaら，1999）。しかしながら，PTSDを発症した子どもや青年のための薬物療法を裏づける文献は少なく，その効果も明確ではありません。それに加えて，SSRIを投与されている抑うつを抱える子どもの間に自殺の観念や自殺行為が増加しているため，最近，米国食品医薬品局（Food and Drug Administration: FDA）の黒枠警告書（black box warning）[訳注2]が出されています。こうした文献や黒枠警告書にもかかわらず，薬物療法の専門家は，成人に関する文献や，PTSD以外の子どもの不安障害の治療のエビデンスに基づいて，PTSDを発症した子どもや青年に対するSSRIの投与を支持しています。これらの薬物が幅広い症状を治療し得ること，特に子どものうつ病や強迫性障害（obsessive-compulsive disorder: OCD）の症状を軽減できることを考慮すれば，理にかなった選択といえます。またSSRIの副作用はそれ以外の薬物に比べると比較的小さいと考えられます。

　子どもや青年のPTSDの薬物療法に関する知識を深めるためには，さらに研究を進める必要があります。薬物療法と心理社会療法，またそれらを併用した場合の有効性を比べるための研究も必要です。PTSDを

訳注2）医薬品の副作用警告書。最も注意を喚起すべきレベルの警告。

発症した多くの患者は両方の治療を受けていますが，両方の治療を受けることの効果や，特定の治療の組み合わせが優れているのか，という点はまだわかっていません。

　子どもの患者への投薬を支持するデータはないのですが，私たちはPTSDやうつ病治療のためにSSRIなどの薬物をすでに服薬している子どもや青年期の患者に遭遇することがあります。私たちの経験からすると，併用している薬物がPEの治療過程や結果を妨げることはないと思われます。重症のうつ病がある青年には，継続的な薬物投与が効果的である可能性がありますし，そのおかげでPEの治療に休まず参加するようになるかもしれません。しかしながら，FDAが警告を出しているように，子どもや青年の患者においては，薬物療法の期間中，症状の悪化を適切にモニターしておく必要があります。

プログラムの構成

　このプログラムは4つの段階に分かれており，これらは治療の過程で連続的に実施されます。それぞれの段階は特定の目的をもった治療的ユニットである複数のモジュールから構成されています（表1.1）。それぞれのモジュールには，心理教育に関する課題と，身につけるべきスキルが含まれています。課題やスキルを復習し，練習するための宿題も出されます。そのような宿題を継続して，治療の間中ずっと使い続けるモジュールもあります。

　必ずしも1回のセッションで1つのモジュールを行うわけではありません。1回のセッションの中で複数のモジュールを終えることもありますし，1つのモジュールに何セッションもかかることもあります。モジュールの進め方は柔軟であり，患者の進み具合に応じて柔軟に変えることができます。しかし，治療の段階とモジュールの順序は変更せずに，マニュアルに表記されている通りの順序で行わなくてはなりませ

表 1.1　プログラムの構成

Phase（段階）	モジュール	セッションの回数
Phase 1： 治療前の準備	動機づけ面接（選択） ケースマネジメント	1〜3セッション
Phase 2： 心理教育と治療計画： 治療の開始	治療原理 情報収集 よく見られるトラウマ反応	3〜4セッション
Phase 3： エクスポージャー	現実生活での実験 記憶をくわしく語る 最悪の瞬間	5〜8セッション
Phase 4： 再発防止と治療終結	再発防止 最後のセッション	2〜3セッション

ん。典型的な PE-A のコースは約 14 セッションであり，11〜18 セッションの範囲で終了します。

Phase 1：治療前の準備

　治療の事前準備の段階には PE の技法は含まれていませんが，文字通り患者がその後の治療を受け，治療がより有益となるための準備段階となります。この段階は，とりわけ治療へのアドヒアランスを強化し，治療の途中での脱落を防ぐために，治療を妨げる行動や状況についてそれを予想したり，患者と直接話し合います。たとえば動機づけが低いこと，支援者がいないこと，衝動的また危険な行動，親との対立，学校での問題，併存している障害などです。理由によっては，学校またはその他の社会福祉機関と連絡をとることも必要かもしれません。治療への困難さの程度に応じて，治療者は PTSD の治療を始める前に患者を他の治療へ紹介するほうがよいのか，または PTSD の治療が終了するまでは他の問題の治療を延期してもよいのかを決定します。あるいは，青年

がもっと効果的に治療に専念するように学校や家庭への介入を並行することもあります。治療への困難が少ない場合には，治療段階がより早く開始できるように，動機づけ面接とケースマネジメントのモジュールを組み合わせて，1回のセッションでまとめて行うこともできます。

動機づけ面接モジュール

このモジュールは，患者の動機を査定し，必要であれば動機を強化することを目的としています。青年期の患者が自ら治療を望んで来ることは稀で，むしろ権威を持った他者（親，スクールカウンセラーなど）から治療へ差し向けられることが多いといえます。そのため，患者自身がトラウマ体験後の生活における症状の影響を明確にし，どのように生活が悪化しているのか，あるいは，何らかの形でよくなっているのかを述べられるように手助けすることが特に重要となります。

ケースマネジメントモジュール

このモジュールは，青年期の患者とその親が，動機づけ以外にも治療に対する障害を持っていないかを確認し，患者が治療に専念できるよう，その障害を克服する方策を立てることを目的としています。治療への障害は個人差があり，複雑で多様です。トラウマ体験前，または後に発症したPTSD以外の障害，家庭内の困難，依存，学校や友人との問題，プライバシーの心配，資源（リソース）へのアクセスの欠如も含まれます。したがって治療者は，生活の様々な局面における患者の機能性を一覧し，リスクを評価し，治療中のプライバシーに関する同意を得るように話し合う必要があります。セッションによっては親に参加してもらう必要があることを説明します。患者がどこまで自分のプライバシーを守りたいのか，親がどの程度治療に参加するのかは，このモジュールの終わりに決定します。

Phase 2：心理教育と治療計画；治療の開始
治療原理モジュール
　このモジュールでは，青年期の患者とその親に治療の概観を提供し，特定の技術が用いられる根拠について述べます。初回の治療セッションの終了時に，治療者は患者の不安を軽減するための最初の技法である呼吸再調整法（リラックス呼吸法）を説明します。

トラウマ面接モジュール
　このモジュールでは，治療者はトラウマに関する情報，患者のトラウマ後の特定の症状，また障害を継続させている機能障害を持った認知についての情報を集めます。このモジュールでは，「秘密兵器」という，治療への動機を向上させる練習も選択できます。治療が難しすぎるとか症状は良くならないと思い込んでいる患者には特に役に立つでしょう。

よく見られるトラウマ反応モジュール
　このモジュールで，治療者は患者にトラウマ体験後によく見られる反応について説明します。また，患者の症状を確認し，その症状を標準化します。

Phase 3：エクスポージャー
現実生活での実験モジュール
　このモジュールでは現実エクスポージャーの理論について説明し，不安の度合いを評価するためのストレス体温計を紹介します。治療者と患者は，避けている状況に向き合うための不安階層表を作り，「現実生活での実験」を試みます。「現実生活での実験」に含まれるのは，客観的には安全のように見えるが不安と回避を引き起こす可能性があることを理由に，患者が避けている様々な体験に向き合うことです。治療が始まると，毎回のセッションで「現実生活での実験」を宿題として出し，そ

の難易度を徐々に上げるようにします。

記憶をくわしく語るモジュール

このモジュールでは想像エクスポージャーの理論とプロセスについて述べます。このモジュールの各セッションでは，患者は繰り返しトラウマについて語り，回を重ねるごとに詳しく語るように勧められます。治療者は患者が情動的に記憶を処理していく手助けをします。その中には不明確で役に立たない思考の再検討も含まれます。詳しく語って記憶を処理していくプロセスは何度も繰り返され，患者は宿題としてその録音を聞くことになります。

最悪の瞬間モジュール

記憶を語ることへの困難が減少してきたら，情動的な処理を強化するために，トラウマの中でも最も難しく，痛みを伴う部分に取り組みます。「記憶をくわしく語る」モジュールで全体的な記憶を処理したのと同じように，患者はエクスポージャーを何度も続けて繰り返しながら最悪の瞬間を詳しく語り，処理していきます。このモジュールは大抵2～5回のセッションをかけて繰り返されます。

Phase 4：再発防止と治療の終結

再発防止モジュール

このモジュールでは，患者は今後起こり得ると思われる困難について考えるよう促され，また治療の中での体験をふまえて，どのようにその困難を処理することができるのかを考えます。治療者は，不安の引き金となり得る刺激や，不安に適切に対処するための手段を患者が確認できるように手助けをします。患者自身が自分のトラウマと治療の過程を要約する「まとめのプロジェクト」が行われることもあります[訳注3]。

最終セッションモジュール

このモジュールは治療の最終セッションとなります。ここでは治療の様々な要素を振り返ることになります。青年期の患者は治療者に強く愛着することがあるので，治療を終えて別れることが何をもたらすのかを話し合うのもよいでしょう。このセッションは患者が治療をやり遂げたことの記念となり，治療が終結したことを祝福する意味も持っているので，患者は親などの大切な人を最終セッションに招待することもできます。患者がお菓子を持参したり，親たちの前で「まとめのプロジェクト」を行うのもよいでしょう。

トラウマのタイプに合わせた調整

PTSDを発症した患者が避ける状況のタイプには類似性があります。しばしば，トラウマのタイプにかかわらず上位に挙げられるのは，人ごみや加害者に似た人々，単独での外出などです。しかしながら，トラウマの種類に特有の相違点も多くあります。たとえば，テロ攻撃を体験した患者は，公共の交通機関を使うことや混み合った公共の場に行くことを恐れます。一方，自宅で性的暴行を受けた若い女性は，家で一人になることを恐れたり，暗闇で眠ることを避ける傾向があります。患者が何を避けているのかを同定する際に，治療者は特定のタイプのトラウマを体験した患者が典型的に回避している状況をよく理解していることが重要です。第8章には，トラウマの種類とそうしたトラウマを体験した者が避ける可能性の高い状況のリストが挙げられています。このリストは患者にエクスポージャーとは何かを理解してもらう出発点として，また何が不安を再発させるのかを予測する手段として役に立つでしょう。

訳注3）まとめのプロジェクトについては第11章参照。

青年期の患者と関わるための手引き

　治療者は患者の発達段階を考慮する必要があります。身体的には十分成長していても，情動や認知面では未熟な青年もいます。ロールプレイ，物語，ゲームなどのいくつかのタスクについては，柔軟なアプローチを取ってもかまいません。本書の付録には，明確な表現ができなかったり，認知や情動面で未熟な患者のための，治療手続きを増強したり代替したりすることのできる練習が含まれています。青年の発達レベルに応じてどのようにプログラムを調整すればよいのかは，第13章に詳しく述べられています。

　一般的に青年は，成人と比較すると注意力の持続する時間が短く，衝動的で，自分の感情にはあまり気がついていません。そのため治療者は，成人患者の症例よりも，認知過程と心理教育の場でより積極的な役割を果たす必要があります。「積極的に」とは言っても，治療者が患者のためにすべてをするという意味ではありません。成人の症例と同じことですが，治療の中で話し合われた情報を要約し，体験を解釈するのは患者自身です。治療者の役割は，患者の理解に合わせて，適宜，最適な理解の仕方を示すことです。

　それぞれの小さなセクションごとに，患者が自分の理解を要約することが重要です。治療者は，話を止めて質問をすることによって，この作業を促してもよいでしょう。たとえば，「ストレス体温計はどういう役に立っていますか？」「なぜ私たちは現実生活での実験を何度も練習しなければいけないのでしょうか？」「不安が強くなっているのに，どうしてエクスポージャーを中断しないのでしょうか？」といった，患者に考えさせるような質問をするのもよいでしょう。患者が自分から話した単純な表現を治療者が言い直して，深い理解がなされているかを確認するやり方もあります。

また，治療者は治療関係が破綻しないように注意をする必要があります。青年期の患者と関わる際には，一方では大人の世界の一部に属し，また一方では患者の世界の一部でもあるという，そのバランスを注意深く維持することが重要です。患者の生活の中の主要な出来事について気軽に話す時間をとることは，よい関係を維持するために極めて重要です。この治療の過程では，情報が提示されてはその理解が評価されることが繰り返されるので，患者が毎回の面接を「学校の授業のようだ」と思わないようにすることが重要です。たとえば，セッション中に話したことを要約してもらうときには，小テストのような形ではなく，治療関係がうまくいっているかどうかの確認として提示する必要があります。たとえば，治療者は「このことをうまく説明できたかどうかわからないのだけれど，私たちが同じ理解をしていることがとても大事です。どのように理解しているのか教えてもらえますか？」と話してみてもよいでしょう。

　治療の焦点を維持しつつ，体系的に治療を進めるのが難しいという青年もいます。治療者は，セッション中に治療の構成と焦点を作り上げなければなりません。PEとは関係ない話題や「その週の問題」は，たとえ今この瞬間，いかに重要かつ深刻であったとしても，トラウマ治療の効果を弱めてしまわないように，セッションの最後の数分間までは話し合わないでおくこともできます。そうすれば患者は，PTSD症状を軽減するという長期的な目標を十分に話し合ったうえで，今現在の心配事も取り上げてもらったと感じられることでしょう。

親の治療への参加について

　親や保護者が治療原理を理解して，トラウマと関連している恐怖や他の感情に向き合おうとしている子どもの努力を支えることは，極めて重要です。また，子どもの治療で何が起こっているのかを親が理解してい

ることも必要です．それに対して，子どもは親からの自立という課題にも取り組んでいるので，治療の中である程度のプライバシーを保持したいと思うことでしょう．青年期の精神医療にとっての大きな困難は，プライバシーと自立の必要性のどちらも損なわないようにして，上手に家族を治療に取り入れることです．通常，青年期というのは家族から離れて独立しようとする成長段階です．このことは，性的暴行や身体的虐待を経験し，虐待から自分を守ってくれなかった家族に失望している青年にとっては，より重要な目標となるでしょう．たとえトラウマとなった出来事に家族や近親者が関わっていなくても，家族を含む人々への信頼感はひどく傷つけられていることもあります．

　すべての親や保護者に，心理教育と子どもを支えるための心得に関する資料を渡します（付録「保護者向け資料」参照）．治療者は必要に応じて，これらの親向けの資料を本書の付録からコピーすることができます．この情報は，恐怖と向き合おうと努力している子どもを支えることができるように親を助け，そうすることで，エクスポージャーがPTSD，抑うつ，不安を悪化させたときに子どもを安心させることができるように作られています．

　最後に，親や保護者が，トラウマや子どものつらさに対する自分自身の反応を，子どもに生じている反応から区別できるようになることも重要です．そのためには，親が感情を表すことを控え，また子どもに聞こえるところで症状について詳しく話すことは控えるように指導するのがよいでしょう．またときには電話をかけて，子どもに聞こえないようにして，親が子どもについての心配事を治療者と話せる時間を提供したりします．また子どもがいるときには，子どもも参加した会話のスタイルを模倣してもらうこともできます．さらに，もし必要であれば，親を補充的な治療に紹介することもあります．

患者用ワークブックの使い方

　患者用ワークブックは治療の補助として使われます。そこには，それぞれのモジュールについての簡単な説明や，様々な宿題の実施の仕方などが書かれています。また治療で用いられるすべての記録用紙が，たとえば「現実生活での実験：ステップ・バイ・ステップ」やエクスポージャーの宿題の実施状況を記入する用紙などが，白紙の状態で収録されています。心理教育についての簡潔な資料としては，よく見られるトラウマ反応やエクスポージャー療法の治療原理の説明などが，本書の付録部分にあります。また，発達段階に応じてふさわしいと思われる場合に，ある特定のモジュールの代わりあるいは補強として使用できるような資料も本書の付録に含まれています。

　治療者はこうした資料を，患者のニーズに合わせて調整しながら，柔軟に導入することができます。たとえば比較的成熟した青年の場合にはワークブックを購入するか手渡してもらい，治療の一環として治療者と一緒に熟読することもできます。それほど成熟していない青年の場合には，ワークブックは治療者の手元に置いておいて，セッションごとにその部分を切り取って資料として手渡すほうが治療は効率的に進むことでしょう。記録用紙は2セッション以上にわたって使用する場合にはコピーする必要があります。患者にはフォルダーを用意してもらい，セッション間の追加の資料も綴じ込んでもらうようにするのがよいでしょう。

　患者は記録用紙への記入と課題を終えると，それをセッションに持参して，どのように宿題を行ったのかを話し合います。ほとんどの治療者は，治療の進展を確かめるために記録用紙を回収します。治療が終わりに近づいて患者が「まとめのプロジェクト」の準備をしているのであれば，プロジェクトの資料として使うことができるように，患者に資料を

返却してもよいでしょう。毎週の記録用紙には治療による回復が記載されているので，以前の記録用紙を治療の後半になって振り返ることは多くの場合には嬉しい驚きとなります。

　治療の進展を確かなものにするためには，セッションの中での作業と同じく宿題の割り付けにも**方法論に基づいた秩序**が必要です。患者が系統的に宿題をすることが必要であることを力説してください。「簡単すぎてくだらない」といって特定の課題をやらずに飛ばそうとしたり，または「こっちをやってみたかった」といって，セッションの中で合意していなかった課題を選ぼうとするかもしれません。治療ではこのような課題の飛び越しを認めてはなりません。そのようなことをすれば，患者は自分の成功や達成が偶発的なものだと感じてしまうためです。それでは患者が自分の能力に対する考え方を改めることもありませんし，エクスポージャーを上手に行えばストレスや不安が消え去るという事実を内面に取り込むこともできなくなります。

第2章
トラウマ体験を持つ青年の評価方法と，治療の留意点

　トラウマ体験を持つ10代の若者のすべてが，青年期PTSDの持続エクスポージャー療法（PE-A）の対象になるわけではありません。この章では，トラウマ体験を持つ青年期の患者に対する評価，対象となる症状の同定と観察，患者がPE-Aを受ける準備ができているかどうかの判断について，ガイドラインを示しています。さらに，PE-Aを用いてトラウマ体験を持つ青年期の患者の治療を進める際に生じる課題について述べています。

どのような患者がPE-Aに適しているか？

　トラウマの体験者全員がPE-Aのようなトラウマに焦点を合わせた治療を必要としているわけではありません。第一に，トラウマとなった出来事の直後に症状が生じても，そのほとんどは自然に回復することを多くの研究が示しています（Copelandら，2007）。トラウマとなった出来事の後で，PTSD症状や情動反応が生じることは多いのですが，出来事のあと，多くは3カ月，長くても1年後には症状は大抵治まってきます。第二に，トラウマ反応はPTSD症状だけではありません。抑うつ，慢性不安，パニック，特定恐怖，極度の怒りや恥，第Ⅱ軸障害の悪化など，PTSD症状の有無にかかわらず，トラウマに対して別の心理的反応が生じることがあります。そのような場合，PE-Aが最善の治療とは限

りません。PE-A の適応が進められるのは次のような患者の場合です。

- PTSD がトラウマとなった出来事の後、少なくとも1カ月続いていること。すべての診断基準を満たさなくても、PTSD 症状が患者の苦痛となり、生活機能の妨げとなっていること。
- 関連症状（例えば、抑うつ、慢性的な不安、強い怒りと恥の感情、第Ⅱ軸障害）が見られていても、それが主診断ではないこと。
- トラウマとなった出来事を十分に記憶していること。患者はトラウマとなった出来事をありありと思い浮かべて述べることができなければいけません。出来事の始まり、最中、終わりについて語るための十分な情報を持っていること。

併存状態と除外基準

　過去20年間で成人患者への多くの治療経験に基づき（Foa, Hembree, & Rothbaum, 2007）、大うつ病やその他の気分障害、不安障害、第Ⅱ軸障害、アルコールや薬物乱用など、様々な重度の併存問題を抱えるPTSD患者にも PE が役立つことがわかってきました。さらに、軽度の知的障害や識字能力が低い患者に対しても、患者が理解しやすいように教材を修正することで、治療に成功してきました。一方、成人患者に対するPEと同様に（Foaら、2007）、常識に基づいたいくつかの重要な除外基準を重視することが勧められます。以下に挙げる状態が併存していれば、PE-A を始める前にそちらを治療して安定させる必要があります。

- 差し迫った自殺企図や他害行為の危険。自殺念慮は PTSD によくある反応です。多くの患者が過去に自殺企図や自殺未遂をしています。現在の自傷他害行為のリスクが高いと思われたら、PTSD の集中的治療を始める前に、早急な治療介入を行って状態を安定させなくてはなりません。

・**重度の自傷行為**。PTSD 患者が切創や火傷を生じるような故意の自傷行為を現在も行っていれば，患者が衝動を行動に移さずに耐えるスキルや手段を身に付けるまでは，PE-A の実施を延期すべきです。なお，過去に自殺未遂や自傷行為があった患者には，自殺や自傷の衝動を行動化せずに，スキルや手段を活用してそれを乗り越えることを約束させなければいけません。

・**精神病的な現在症状**。精神病性疾患のある患者は，長い間精神療法の研究から除外されてきました。その結果，こうした患者で効果の実証された治療法を見つけることは困難となっています。私たちのクリニックでは，患者が適切な薬物療法によって安定しており，精神病症状が見られなくなっていれば，PE や PE-A を適用してきました。けれども精神病性疾患を持っている患者たちへの PE や PE-A の適用を体系的に研究したわけではありません。したがって，PE や PE-A の経験が豊かな臨床医，および／または，PE または PE-A の専門家からスーパービジョンを受けている臨床医に限って，精神病性疾患のある青年期の患者への PE 治療を行うことが勧められます。

・**現在も被害に遭う高いリスク**。危険性の高い環境（例えば，犯罪多発地域，現在ではなく過去の身体的暴行，自宅にアルコール依存症の家族がいる，テロ攻撃の危険性があるなど）に暮らしていて，日々の生活の中で過酷な出来事が生じる危険性の高い青年に対しても，私たちは治療に成功してきました。けれども現在の環境の中で患者が虐待や暴行被害を受けていれば，そちらを中心的な治療の対象とすべきです。児童虐待に関する州のガイドラインに従って適切に報告する必要がありますが，それだけではなく，青年をより安全な状況に置き，今も持続している被害による病状が安定するまでは，PE-A を延期すべきです。

・**不明確もしくは不十分なトラウマの記憶**。PE はトラウマの記憶を回

復するための手段ではありません。PE-A の治療中，ときとしてトラウマをより詳細に思い出す患者がいます。けれども，トラウマが起こったのかどうか漠然としていたり，被害はあったと信じていても，どのような被害だったのかよくわからないという患者には，PE-A の実施は勧められません。

このような除外基準の他にも，よく見られる問題があります。その問題をよく考えたうえで，トラウマ被害者への PE-A の実施を決定する必要があります。

- **薬物，および／または，アルコール乱用と依存**。私たちのクリニックでは，薬物依存を併発している患者の治療としても PE を使うようになりました。薬物乱用が回避の一種と考えられる場合には，薬物乱用の治療を通じて回避を止めることが治療の目標となります。そのような場合には，薬物乱用を減らしたり止めるために，Alcoholics Anonymous（AA）や Narcotics Anonymous（NA）のような援助方法が利用できる場合には，その利用を患者に強く勧めています。治療の間中，薬物乱用には注意を払い，不安などのつらい感情を減らしたり回避する目的で薬物を乱用しないよう特に警戒します。

けれども青年期の場合，薬物乱用や薬物依存は，親や教師，医療関係者にとって，差し迫った問題です。青年期の患者がまだ成熟していないことや，未成年という法的立場，またアルコールや違法薬物の使用による有害作用が大きいことから，大人ならば許容できる程度の薬物乱用であっても，まずそこへの介入から始めます。青年期の患者を評価する際には，乱用されている薬物の量，危険な行動の程度，PTSD に対するその薬物の作用を評価することが大切です。第一に重要なことは，やはり患者の安全です。たとえ軽度の薬物乱用が残っていたとしても，行動上の危険が低ければ PE-A を実施することができます。ただし薬物の乱用や行動のリスクが高まれ

ば，薬物使用が治療の妨げとなる可能性はさらに高まり，患者の安全は損なわれます。これらの結果に基づいて薬物乱用への直接的な介入が求められ，そうすれば患者は前向きに，また安全にPE-Aに参加できるようになります。

・**危険のある住環境／通学環境**。危険な地域に住んでいたり，そこの学校に通っている人々に対してもPEは有効なのでしょうか。この疑問はもっともです。残念ながら，このような生活環境から抜け出せない患者も多く存在します。イスラエルなどの紛争地域でテロ攻撃の脅威にさらされながら生活している人や，隣の家で麻薬を密売しているような，貧しくて暴力的な地域に住んでいる少女，地域の危険から自分の身を守るために不良の集団に入る必要に迫られている青年のことを考えてみてください。治療中や治療後に，さらなるトラウマとなるような脅威があるとき，PEは役に立つのでしょうか？

米国や海外での経験からいうと，多くの場合，この質問に対する答えはイエスです。もし患者がPTSDの診断基準に合致しているのであれば，過去の出来事に関する不合理な恐怖や回避と，現在の環境に関する合理的な恐怖の両方を患者は経験しているはずです。またPTSD症状があるために，今の環境でもまた傷つけられるのではないかと考えているかもしれません。

このような患者の場合には，彼らが現実の危険に直面していることをはっきりと認めると同時に，現実の危険とトラウマと関連した恐怖とを区別することが大切です。危険と恐怖を区別するために，私たちは同じような環境で生活しているPTSDでない人たちはどのように感じているのだろうかということを，しばしば引き合いに出してきました。過去の出来事への恐怖を減らしていけば，今抱えている課題にも対処しやすくなることを患者に説明してください。判断の妨げとなるような非現実的な恐怖から解放されれば，自分自

身を守るような方策をもっと上手に選べるようになります。多くの患者はこの説明にすぐに納得するでしょう。ただし現実エクスポージャーに関しては，現実の危険の少ない方法で，かつ恐怖への回避を減らすような方法で進めていく必要がありますので，患者との協力が必要となります。
・**重度の解離症状**。解離症状はPTSD症状の一部ですが，重度の解離症状があり，それがPTSDの部分症状ではなく，解離性障害と診断されるのであれば，解離症状とPTSD症状のどちらがより重篤な機能障害を生じているのかを臨床的に判断しなくてはなりません。PTSD以外の疾患（大うつ病性障害，摂食障害，薬物依存など）の治療の場合と同様ですが，二次的疾患の症状の前に主診断となる疾患を治療すべきです。

要約すると，PE-Aの候補となる患者は，どのような種類であれトラウマを体験しており，PTSDの診断基準に合致しているか，あるいはトラウマに関わる臨床的に顕著なPTSD症状を呈していて，そのトラウマをはっきりと記憶している人ということになるでしょう。併存する疾患や多様な生活上の困難があったとしても，主診断がPTSDであることが必要です。生命に関わる別の疾患があったり，臨床的にみてPTSDよりも重篤な疾患があれば，PE-Aを始める前にその疾患を治療して安定させなければいけません。

評価方法

あなたの患者がPE-Aに適しているかどうかの判断をするためには，綿密な評価が必要です。評価の組み合わせに，次の項目を含めるようにしてください。

・**同定する**。症状を引き起こしたり，治療で主に扱う必要のあるインデックス・トラウマ index trauma[訳注4] を同定する。それ以外にも，別の種類のトラウマや非常に負担となるライフイベントを経験していないかをたずねる。
・**確認する**。PTSD の診断（または重要な症状の有無）を確認し，その重症度を評価する。
・**評価する**。併存疾患の有無を評価する。
・**優先順位を決める**。重症度と緊急介入の必要性に応じて優先して治療すべき現在の疾患を決定する。

　私たちのクリニックでは，最初の評価では面接評価と自記式評価を組み合わせて実施しています。治療を受ける理由になったインデックス・トラウマ以外にも，患者が体験したトラウマの種類を常に評価します。また，治療で扱うトラウマについてさらに詳細に患者にたずねます。インデックス・トラウマに関する重要な詳細情報の同定に役立つように「トラウマ面接」記録用紙を作成しました。この用紙は本書の付録にありますので，必要に応じてコピーしてください。PTSD を診断し，重症度を評価するために，17 項目の PTSD 症状尺度（子ども版）（Child PTSD Symptom Scale: CPSS; Foa ら，2001）を使っていますが，これは自記式でも面接尺度としても使用できます。PTSD 以外の第Ⅰ軸障害を評価するためには，感情障害及び統合失調症用面接基準（学童用）－DSM-Ⅳ 改訂版（Schedule of Affective Disorders and Schizophrenia for School-Age Children—Revised for DSM-IV: K-SADS; Orvaschel, Lewinsohn, & Seeley, 1995），または精神疾患簡易構造化面接法（小児・青年用）（MINI Neuropsychiatric Interview for Children: MINI Kid;

訳注4）最も影響を与えたトラウマ。複数のトラウマがある場合は，その中から判断する。通常はインデックス・トラウマが治療の対象となる。

Sheehanら，1998）を使用します。

　私たちがクリニックで使用する自記式の症状評価尺度には，CPSS，ベック抑うつ尺度（Beck Depression Inventory: BDI; Beck, Ward, Mendelsohn, Mock, & Erbaugh, 1961; Beck, Epstein, Brown, & Steer, 1988），外傷後態度尺度（子ども版）（Child Post-Trauma Attitudes Scale: C-PTAS; Johnson, Foa, Jaycox, & Rescorla, 1996）があります。しかし，子どもや青年を評価する際に利用できるのはこれだけではありません。米国国立PTSDセンターのウェブサイトには，この目的のために使用できるような，信頼性と妥当性の証明された尺度が数多く記載されています。

　私たちは標的症状の全体的な変化を評価するために，治療前後で患者の症状評価を行うことにしていますが，治療中の変化を見るために，治療中でも定期的に評価を実施します。このタイプの評価は，治療による改善をモニターし，治療中の決断の手助けとなります。

青年期のPTSD患者を治療する際の留意点

　トラウマを体験すると，自分自身や，他者，周囲に対する見方が変わることが少なくありません。それが性的暴行のように対人的な被害であっても，台風や洪水のような自然災害であっても，あるいは人為的被害であっても，さらには一人で被害を受けた場合でも，テロや交通事故のように誰かと一緒に被害を受けた場合でも，トラウマ体験からの生存者には恐怖感，悲観，不信感といった感情が残っています。患者から信頼され，トラウマ体験を情動に触れながら処理するためには，しっかりとした治療同盟を結ぶことが不可欠です。

　また青年期の患者は，たとえば訴訟や養育，身体的外傷，財産の喪失など，トラウマを原因とする複雑な生活上の変化に直面しているかもしれません。理解者であるはずの家族や友人も，そうした事態には対応で

きなかったり，手を貸そうとしないかもしれません。生活上必要な物理的支援が不足していたり，頼りになる人が少なかったりする可能性も考えられます。このような環境で，このような要因を抱えた青年期の患者にとって，治療に留まり続けるのは大変なことです。ですから，患者の生活状況が治療に留まることを妨げているときには，治療の基盤をしっかりと築いておくことが重要です。Foa ら（2007）は，「治療の土台」となるいくつかの点について述べています。詳細は後の章で示しますが，治療の初期にこうした基盤を築く必要があります。Foa らの助言は成人患者を対象としていますが，人間関係について成人よりも敏感な青年期の患者には，さらに当てはまります。

治療の基礎を築く

　恐怖と向き合うという治療は，特に目新しいものではありません。落馬の後で「もう一度馬に乗る」ことは，米国人の知恵としてよく知られています。それが効くだろうことは直感的にわかりますし，一見簡単そうにも思えます。しかしトラウマとなった出来事に向き合うのは，実際には決して簡単なことではありません。私たちのもとを訪れる多くの患者も，自分で恐怖に向き合って普通の生活を取り戻そうと試みてはいるのですが，同時にそれを回避したいという逆の衝動によって同じくらい気持ちを動かされるため，結局はあまりうまくいかないと感じています。患者が治療を最後までうまく進めるためには，治療者であるあなたが，なぜこの治療が効くのかを理論的に理解していることが大切です。恐怖に直面するという治療作業の中で，治療者自身もそれに立ち向かいながら同時に患者を支えていくためには，強固な治療同盟が不可欠です。最終的には，治療原理を明確で説得力のある形で伝えることが必要です。

概念モデル

　PE-Aの基礎概念である情動処理理論については第1章で説明しました。この理論を治療者が理解していることは，多くの点で役に立ちます。第一に，治療の経過や先の手順を見通すことができます。患者はひとりひとり違っていますが，治療は決められたモジュールに沿って，患者の納得を得ながら進める必要があります。第二に，この理論によって治療の方向が定められ，新たな予想外の問題が生じた際も対応できます。最後に，この理論によって患者の進歩が確認できるので，治療の終結を決定するのに役立ちます。

治療同盟

　治療の重要な要素は，強固な治療同盟です。PE-Aの場合，治療同盟の形成を促進するためには，いくつかの方法があります。第一には，参加する患者の勇気をはっきりと認めることです。この治療では強い恐怖に向き合い，克服することが求められていますが，多くの患者が治療を受けることは自分の弱さを認めることだと思っています。特に青年期の患者は自己を確立する発達期にあります。患者の勇気を認め，治療者自身を患者の目標に合わせることで，患者は一人で問題を解決しようとして失敗するよりは，治療を受けたほうが賢明だと思うようになるでしょう。第二には，患者がトラウマを語るときには，温かく，受容的に，支持的に対応します。熟練した治療者でさえ，患者がトラウマを語るのを聞いて衝撃を受けたり，不快に感じたりすることがあります。そのようなときは，あなたの個人的な反応と治療者としての反応を分けることが重要です。多くの患者は，自分が体験を話しても治療者が価値判断をせず，ショックも受けず，否認もしなかったことで，とても安心できたと述べています。第三には，心理教育を行ったり治療原理を説明したりするときには，患者の話をよく聴き，患者自身のトラウマや，恐怖，症状に即した具体的な例を使うようにしましょう。そうすることで患者は自

分が理解されていることがわかり、治療者が自分に合わせた治療をしてくれていると感じます。第四には、PTSDやその治療についての知識と専門性を示すことです。治療者が適切に治療を施行する自信があること、患者自身にも治療で使うスキルを学ぶ力があると信じていること、そしてPE-Aの効果を確信していることを伝えましょう。また積極的に励まして、患者がセッションに参加し、宿題のための新しいスキルを練習し、現実生活で宿題を実行できるようにします。第五には、密接に協力することです。現実エクスポージャーの不安階層表[訳注5]を作るときや、想像エクスポージャーで扱うトラウマ記憶を選択するとき、あるいは治療の焦点やペースを決めるときに、治療者は患者のコンサルタント、またはコーチ役になります。PE-Aに関する知識を教えたり、患者を導いて助言したりするときには、患者のニーズや目標、希望を、治療プランに常に取り入れるようにします。青年期の患者は、大人が真剣に関わってくれないと思うと、すぐに背を向けてしまいます。最後に、治療の最初から最後まで絶えず患者を支え、励まし、何度も肯定的なフィードバックを与えます。Foaらは、よい治療者は患者の応援団であると言っています。

明快で説得力のある治療原理

　危険や恐怖、不安のために避けてきたことを行うように、患者は治療の最初から終わりまで何度も指示されます。これらの多くは面接室の外で起きていることで、治療者の管理下にありませんから、その瞬間に患者を励ましたり助言することはできません。最後まで治療をやり通すかどうかは患者次第です。したがって、なぜ治療の中で行きたくないところに行ったり、不快にさせることに向き合うように言われるのか、患者

訳注5)「不安階層表」は若年者にわかりやすいように、ワークブックでは「現実生活での実験：ステップ・バイ・ステップ」と呼ばれている。

自身が理解することがとても重要です。明快で説得力のある治療原理は，患者が面接室の中で，または外で，治療プランを守るうえで役立ちます。治療者が概念モデルと患者についてよく理解していれば，患者が治療の手順を守ることができるように，説得力のあるかたちで治療原理を修正することができるでしょう。

トラウマ体験者の治療の難しさ

　この治療プログラムは，限られた一定の時間の中でトラウマに焦点を合わせて行います。けれどもPTSD患者，特に青年期の患者を治療する際には，治療の焦点を維持することは困難です。PTSD患者の生活は大抵まとまりがなく複雑です。PTSD症状の他に別の問題を抱えていることが多く，治療から脱線させる恐れのある危機的な出来事が頻繁に生じている中で，トラウマに関わる問題を解きほぐすのは困難です。青年期の患者はどのような問題も危機であるととらえ，しばしば新しい緊急の心配事を持ち出してきます。しかし翌週に別の問題が生じると，その心配事は置き去りにされてしまいます。青年期の患者が治療で現在の危機を扱って欲しいというとき，現在の懸念とPTSDの回避を区別することは，難しい場合があります。

　本書の第3章と第4章では，これらの危機への対応の中心となる，ケースマネジメントと動機づけについて述べています。このモジュールが開発されたのは，トラウマ体験を持つ青年期の患者に特有の課題を，治療を始める前に予測して対処するためであり，また治療の混乱や不必要な遅れを避けるためです。ただし，治療前にどれほど最善の準備をしていても，患者によってはその後の治療の中で，ケースマネジメントと動機づけの問題を何度も取り上げることになるでしょう。

治療者への提言：どうやって自分自身をケアするか？

　PE-A について，新しい治療者から聞くことの多い重要な質問が 2 つあります。1 つ目は，「治療の中で聞いたぞっとする話にどう対処すればいいのか？」という質問です。重ねて申し上げますが，PE-A の根本にある治療概念モデルを理解することで，トラウマ体験を処理する際に治療者や患者が抱く感情に対処できるようになります。治療原理が患者に説明しているのは，トラウマと情動的に関わって強い恐怖や不安を感じたとしても，以前のトラウマ体験のように傷つくわけではないこと，そしてその恐怖や不安感は永遠に続くわけではないということです。患者はトラウマの記憶や情動に馴れていきますし，避けるよりも処理をすることで，つらい感情も次第にやわらいでいきます。治療者にとっても同じことがいえます。患者に伝えているのと同様に，治療者も PE-A の概念モデルを信頼しなくてはなりません。患者がトラウマ記憶に馴化してトラウマを処理するのにつれて，治療者も同じことをするのです。

　よくある質問の 2 つ目は「患者の苦痛にどうやって対処するのか（自分の苦痛もどうやって乗り越えるのか）」ということです。PE-A の実施はときに困難で，治療者自身が苦痛を感じ，動揺することがあるかもしれません。なぜなら患者が想像エクスポージャー中に動揺し，不安や抑うつ症状が高まることがあるからです。面接室の外で，患者が安全に宿題の課題に取り掛かれるかどうか，心配になることでしょう。親や保護者は，特に治療によって子どもがさらに苦痛を抱いていると感じるときには，治療について懸念や疑念を抱くかもしれません。こうしたすべての状況では，PE-A の概念モデルになじんで自信を持っていることが，研究に基づく治療上の決断をする際に役に立つでしょう。またモデルを熟知していれば，情動処理理論の有効性を親に教えることもできます。確かに治療は苦痛なこともありますが，有益なことが多いのです。

患者や患者の親に説明するときには，治療者自身もこのことを思い出す必要があります。

　PE-Aという強力な手段を患者に提供できるとしても，あなたが申し出た手段を受け入れるかどうかを最終的に決めるのは患者自身です。治療者は患者に対して，強力な信頼できる提言ができます。けれども本人にその気がないのに，治療を受けることや宿題をやり遂げるように強制したり，圧力をかけたりすることは賢明ではありません。治療原理について説得力のある説明を行っても，患者のほうで恐怖や回避に向き合う準備が整っていない場合があります。そのようなときには，治療に取り組む準備が完全に整ったと患者自身が思えるようになるまで，治療を中止または延期したほうがよいことが多いのです。

　最後に，熟練した治療者によるスーパービジョンや同僚へのコンサルテーションによって，技術的な助言や情動的な支持を得ることは有益です。定期的なコンサルテーションは，複雑で困難な症例の進め方を決める際にあなたの支えとなるでしょう。治療チームやスーパービジョンのグループを作り，トラウマ治療の症例について定期的にミーティングを持って話し合うことを強くお勧めします。そうすることで，あなたが担当しているのとは別の症例に関しても学ぶことができるでしょう。

Phase 1

治療前の準備

第3章
動機づけ面接モジュール（任意）
（ワークブック第2章を参照）

準備するもの

- 「生活の様子」記録用紙
- 「治療のプラスとマイナス」記録用紙
- 録音機材

セッションの要点

- 動機づけ面接について説明し，患者の治療動機を評価する
- トラウマによって障害された患者の生活の領域を同定する
- 患者が治療に参加することで生じる潜在的な利益を明らかにする
- 患者が治療に参加することで生じる潜在的な障害を明らかにする
- 患者が治療に参加することで生じる潜在的な損失を明らかにする
- 話し合ったことを振り返り，治療のプラスとマイナスをまとめる
- 宿題の割り付け

概　要

　年少の患者はたいてい自分からではなく，どちらかというと（子ども

にとって）権威のある人（親，スクールカウンセラー，心理相談機関など）からの紹介で受診します．ですから重要なのは，患者がこの治療が自分にとってどんなに役に立つかがよくわかったうえで治療に取り組もうと思っていることと，治療中に生じるであろう困難について心の準備ができていることです．たとえばそうした困難の中には，トラウマの結果として表れてくる二次利得（例えば，親がより関心を持つようになる，学校での特権が得られる，親に反抗することでより自立感を得ることなど）が失われてしまうことなどがあります．本章の治療モジュールは，患者が治療に参加することによって生じる利益と不利益を考えるうえで助けになります．この面接は，患者の動機づけレベルに応じて短くなったり，長くなったりするかもしれません．治療への動機づけレベルは，インテークや，このセッションの最初に治療者が評価します．動機づけがとても高い患者の場合には，治療に参加した理由について振り返り，話すということを，1回のセッションで行えば十分です．あまり動機づけのない患者の場合には，患者が治療の必要性を認識するのを助けるために1〜3回のセッションが必要でしょう．このための記録用紙がワークブックの中にあります．親や保護者を交えず，患者とだけで半構造化面接を行うためのものです．

　動機づけ面接の間に，治療者はトラウマの前後での患者の生活について情報を集め，生活に生じた変化を患者自身が評価できるようにします．面接では，（治療によって）症状が軽減したり，元の生活に戻ったりするというプラス面に焦点を合わせますが，同時に患者がこのような症状があることによって得ているかもしれない二次利得と，状態が改善した場合に失うかもしれないもの（家での特別扱いや学校での特権など）も明らかにするようになっています．

動機づけ面接

　もしこれが最初の面接であれば，10〜15分ほどかけて患者のことを理解したり，治療同盟を形成するとよいでしょう。もし患者がすでにインテーク面接や，初回の評価をすませているのであれば，患者のそれまでの努力を認め，これからあなたが患者と一緒にやろうとしていることはインテークではなく，さらに治療の目的に関連したものであることを伝えてください。動機づけ面接はこのような話で始めるのもよいでしょう。

　「お疲れさまでした。何時間も質問票を書いたり，面接を受けたりしてきましたが，今までお話しいただいたことを，ここでまた繰り返して聞くことはしません。あなたが変わるために，何をしていかなくてはならないのかをもっとはっきりさせたいと思いますので，どのようなことを体験されたのか，そのことがどのような影響を与えているのかについて，少しお時間をいただいて振り返ってみたいと思います」

　患者が自分の体験を話した後，2, 3の主要なポイントをまとめ，そのまとめが正しいかを確認します。その目的は，そのまとめが正しいかどうかを確かめることと，患者がアセスメントと面接をやり遂げた患者の努力にあなたが注目していることを示すためです。

患者の治療への動機づけ
　患者の動機のレベルを見極めるために，患者が治療をどのようにみているのかをたずねます。

- どうして今回，治療を受けてみようと思ったのですか？
- 治療を始めることについて，どのように感じていますか？

- （治療への関心について）0〜10のスケールで，0を「まったく関心がない」，10を「とても関心がある」と表現します。この治療について，あなたはどれくらいの関心を持っていますか？
- どうしてXに決めたのでしょうか？
  （もし，この数字が明確でない場合には次のような質問をしてください）
- どうして，Y（Xより少ない数字）ではなく，Xを選んだのでしょうか？
- XがZ（Xより多い数字）になるためには，何が変わったらよいでしょうか？

生活の領域における問題

　患者の動機づけのレベルについて話し合った後，トラウマの前と後の特定の生活の領域についてたずねてください。患者の動機づけのレベルによって，この部分は，短くなったり長くなったりします。動機づけが高い患者に対しては，全体的な変化についてたずねたり，患者にとって重要な生活の領域について特に形を決めず話し合ったりすれば十分です。動機づけが低い患者や，言語表現が乏しい患者に対しては，ワークブックの「生活の様子」記録用紙を使います。生活のそれぞれの領域について質問したり，トラウマがそれぞれ生活のどの領域にどのような影響を与えたのかはっきり言葉にするのを助けるためです。この記録用紙では，10代の青年にとって重要な生活領域において，PTSDが問題を引き起こしたと思われるものを取り上げています。その領域を以下に示します。

- 心の健康（不安，抑うつ，怒り，恥ずかしさ，自信，自尊心，リラックスできる）
- 身体の健康（身体の調子，食生活，運動，睡眠，疲れ，けが，病

気）
- 自由時間（友人，クラブ活動，旅行）
- 学校（成績，先生の評価，宿題，集中レベル）
- 家族との関係（けんか，一体感，親近感）
- 親しい友人との関係（けんか，一体感，親近感）
- クラスや学校外のクラブでの社会的立場〔人気，（人から）評価されている感覚，助けを求められる人の存在〕
- 独立性（たとえば，一人で出かけるなど）
- アルコールや薬物の使用
- 身体イメージ（自分の外見についてどう感じているか）
- 楽しいこと（音楽，スポーツ，趣味）
- 友人や同じ年齢の人たちがしていることで，今あなたがしていないこと

すべてを詳細に話し合う必要はありませんが，もしかすると，トラウマによって傷つけられていない領域が明らかになるかもしれません。話し合いは以下のような言い方で始めるとよいでしょう。

「トラウマは生活の様々な領域に影響を与えます。他のものより大きく影響を受ける領域もあります。あなたの生活の中で，トラウマの結果変わってしまったところはありますか？」

治療を妨害する潜在的な因子

　治療による利益を理解できたとしても，その利益を実際に手にするためには，時間と労力を注ぎ，相当の苦痛に耐えるだけの覚悟が患者には求められます。患者が治療に時間や労力を注ぐにあたって，競合するかもしれない他の責任事や関心事を明らかにするようにしてください。

（この治療に）挑戦することで伴う可能性のある苦痛についても話し合ってください。

「はじめのほうでお話ししたように，治療には時間と労力が必要です。苦痛が減ったと感じる前に苦痛が強まったと感じることもあります。あなたのことや，あなたの生活スタイルについてわかっていることを教えてください。治療の邪魔になるかもしれないと思うことはありますか？」

よくある答えは，予定が忙しいとか，することがたくさんあるとか，クリニックに行くのに困難がある，治療を受けることが恥ずかしい，親が反対しているなどです。患者が明らかにした問題を話し合い，このような妨害因子に関する問題を患者が解決する手助けをしてください。

しばしば，以前の治療で行ったことが現在の治療に対する患者の意欲に影響を与えていることがあります。特に，治療がうまくいかなかった場合には，患者は治療への参加や進展を妨げた理由を思い出すかもしれません。もし，何かそういうことがあれば，あなたとの治療を妨害しかねない事情を明らかにするために，過去の治療について聞いてください。以下のように聞くと，過去と現在の治療がどのように似ているのか，またどのように異なっているのかが明らかになるでしょう。

・過去に何か治療を受けましたか？
・それはどのようなものでしたか？
・それは役に立ちましたか？　もし役に立たなかったとしたらなぜですか？
・（そのとき）何が大変でしたか？
・もし過去の治療を中断したとしたら，どういう理由だったのですか？

治療による潜在的な損失

　治療に明らかな利益がある一方，患者の動機を下げてしまうような潜在的な損失や二次利得（疾病利得）も存在します。患者の（病気の）状態が生活のプラスの変化（例えば，家庭で特別扱いされたこと，学校の先生があなたの学業上の問題に対して柔軟な対応をしたり気を遣ってくれるようになったこと，親からもっと自由にさせてもらえることなど）をもたらしたかもしれないということを説明してください。トラウマが自分の生活にプラスな形でどのような影響を与えたかについて患者にたずねてください。PTSDの症状がよくなった場合，このような利益がなくても大丈夫かどうかについて患者と話し合ってください。

- トラウマを受けた後の生活で，よい方向へ変化したことがありますか？
- トラウマを経験したことで得をしたと考えるようなことは何かありますか？
- あなたがこのようなメリットを受けていられることは，どのくらい重要でしょうか？
- PTSD症状が低下することはあなたにとってどのくらい重要でしょうか？

治療のプラスとマイナスについての振り返りとまとめ

　患者との話し合いで最も重要な点について振り返り，様々な生活の側面にトラウマが与えた影響に取り組むために治療に参加することのプラスとマイナスについてまとめてください。プラスとマイナスについての2つの欄のある表を作るとよいでしょう（表3.1を参照）。ワークブック

表 3.1 「治療のプラスとマイナス」記入例

プラス	マイナス
よく眠れるようになる――学校や友人にもっとエネルギーを注げるようになる	症状がよくなると,毎日学校に通わなくてはいけなくなる
イライラすることが少なくなる――家族との関係がうまくいくようになる	1日に1時間,治療に時間を割かなければいけない
一人でいることを避けなくなる――親の車を待つのではなく,自由にバスに乗って,歩いて行けるようになる	どこかに行くのに,前よりがんばらないといけなくなる

には「治療のプラスとマイナス」記録用紙があります。

　以下のように質問すると,患者が治療の長所と短所を明らかにしやすくなるでしょう。

- あなたが治療に参加しないことによって,どんなプラスがあるでしょうか(例えば,自由な時間を持つことができる,特別扱いされる,学校で特別な配慮をしてもらえるなど)？
- 治療はどんなよい変化をあなたにもたらすでしょうか？
- こういった利益は損失よりも大きいでしょうか？
- 困難があってもあなたは治療を始めることを選びますか？

　「どんな治療法でも,困難なことや大変なことがあるかもしれません。治療に向けて努力することが本当に価値があることなのかについて考えてみましょう」

　プラスとマイナスのリストでは,治療による利益が損失を上回っている必要があります。患者に治療の間に困難があるとしても,治療に参加し,やり遂げる気持ちがあるかをたずねてください。

宿　題

患者用
- ワークブックの第1章と第2章を読む。
- このセッションの録音を聴く。
- 正確を期すために「生活の様子」記録用紙を見直し，その週の間に思い浮かんだ項目を付け加える。
- 正確を期すために「治療のプラスとマイナス」記録用紙を見直し，その週の間に思い浮かんだ項目を付け加える。
- 親や友人と，治療のプラス面とマイナス面について話し合う（任意）。

第4章
ケースマネジメントモジュール
（ワークブック第3章を参照）

準備するもの

- 「危機への対処プラン」記録用紙
- 録音機材

セッションの要点

患者との面接：
- 治療に親が参加することの原理を説明する
- 治療における守秘義務と患者のプライバシーの保護を明らかにする
- 患者と親の関係と，親が（治療に）参加するかどうかについて話し合う
- 自殺の危険性を評価する
- 必要に応じて「危機への対処プラン」を作成する

親との面接：
- 必要に応じて親の抱えている困難について明らかにする
- 必要に応じて患者の自殺の危険性を話し合う

- 治療における守秘義務と患者のプライバシーの保護を明らかにする
- 患者と親の関係について，また親が参加するかどうかについて話し合う

患者と親の同席面接：
- 守秘義務について改めて確認する
- 危機への対処プランについて患者と親が同意できるようにする
- PTSD 以外の患者の問題を同定し，治療計画を立てる
- 親が参加するかどうかを決める
- 治療のスケジュールを確認する
- 宿題の割り付け

概　要

　ほとんどの場合このモジュールでは，患者のみと面接を行い，その後で親だけとの面接を行います。そしてケースマネジメントが必要とされるすべての問題について取り組んだ後，患者と親が同席して，まとめの面接を行います。

　このモジュールは，PTSD 以外の患者の生活を全体的に評価することを目的としています。ここでは 2 つの領域に重点を置きます。1 つは，PTSD を発症する以前から抱えている症状，もう 1 つは，家族のシステムです。最初の領域に関しては，PTSD 以外の患者の症状でトラウマ体験以前からあったものや，トラウマ体験後に生じたものがないかを聞いていきます。PTSD を主要な問題として扱うかどうかを決めるために，症状の深刻さとその影響についての情報を集めます。同じ治療者が行うにせよ，複数の治療者が行うにせよ，同時にいくつかの症状を治療の対象とすることは勧められません。ただし精神科医による精神科薬物療法

を併用することは例外とします。

　患者の家族の強さと問題点を評価することはとても大切です。親との信頼関係を作ったうえで，親自身が不安を抱えていないか，PTSDを発症していないかを評価してください。というのは，親にそのような症状があると，子どもの症状，特に回避症状を悪化させることがあるからです。親や保護者が子どもの問題を理解し，助けたいという意思を持っているかを明らかにすることが重要です。さらに，親と患者のコミュニケーションのパターンを評価することも大切です（例えば，子どもの自立や分離の問題にどのように対応していますか？など）。

　このような点について評価したうえで，親をどの程度治療に参加させるのか，患者の希望と合わせて決定します。このような評価をしておくことは，その後の親との面接で取り上げる話題を考えることになります。また治療において起こりうる困難を予測することもできるようになります。親が極度に苦痛を感じている場合や，病理性があるような場合には，親に心理療法を受けるよう勧めることも考慮したほうがよいでしょう。

患者との面接

まずは，患者と面接してください。このモジュールについて説明するには，次のような話をするのがよいでしょう。

「これまでにお話ししてきたこと以外にも，悩まされていることがあるかと思います。そうした問題について，今回の面接と，たぶん次の面接も使って，取り上げていきたいと思います。あなたとお話しした後，親御さんだけにお会いして，一緒に考えてもらえるようにしたいと思います。それからあなたと親御さんに同席してもらって，治療中のあなたのプライバシーや，親御さんがどのように治療に参加するのかについて話し合いましょう」

親が参加することの原則について

治療のほとんどは，患者と2人だけの面接になることを説明してください。しかし親もときどきは，ある程度治療のプロセスに参加することが必要です。まず親は，PTSDとはどのようなものであるかを理解しなくてはなりません。また，親は患者の問題を悪化させ，持続させるきっかけについても知らなくてはなりません。次に，ある困難を対処するために，患者は親の助けを必要としている可能性があります。さらに，すべての家族において，特に，家族の一員がトラウマにさらされたような場合では，患者が治療で学ぼうとしているスキルから得るものがあると私たちは信じています。

守秘義務とプライバシーの保護について

クリニックで治療を受けている他のすべての患者と同じように，患者には秘密を守ってもらえる権利があることを伝えてください。このことは，ごくわずかの例外を除いて，面接の内容は他に漏れることがないこ

とを意味しています。しかし，親もまた，自分の子どもの治療やどのように治療が進んでいるかについて知る権利を持っています。治療者は，患者と共有している患者の個人的な細かいことのすべてを明らかにすることなく，正確な情報を親に提供するために，親と患者の間をとりもつ必要があります。重要な情報は，それがどれくらい個人的なことであったとしても，親と共有しなければならないことを説明してください。重要な情報というのは，もしそれを取り上げなかった場合に，患者に深刻な被害を引き起こしたり，生命の危険を及ぼしたりすることがあるようなことです。

親の参加についての話し合い

患者に自分の治療に親が参加することについてどう思うかたずねてください。

- 全般的に，あなたは親と自分の気持ちを分かち合えていますか？
- 親があなたを理解していると感じていますか？
- あなたがこのような PTSD に関する恐怖を感じていることについて，家族の誰かが批判するようなことがありますか？
- 家で一番仲良くしている人は誰ですか？　またそれはどうしてですか？
- 家で最も仲が良くない人は誰ですか？　またそれはどうしてですか？
- もしあなたが助けを必要とするようなことがあれば，家族の誰に頼りますか？　またどのような助けが得られますか？

親と情報を共有することについて，患者の希望を評価してください。このセッションの後で，もし親の希望が患者と顕著に異なっている場合には，妥協案を調整する準備をしてください。

リスク評価

　青年期は，衝動的になることや問題の行動化が増える時期であり，また，他の年代よりも自殺念慮や自殺企図を行う率が高いので，治療者の多くが自殺傾向や自傷，危険を求める行動などを初期のセッションで評価することになります。実際，PTSDを抱えた多くの10代の青年は，トラウマ後のある時点で自殺念慮を持つでしょう。ある人は，薬物やアルコールを飲んだり，その他の自分の安全を脅かす行為をしたりします。またある人はどこかで自傷行為をすることさえあります。もし，このことについてすでにアセスメントの時点で話し合われていたら，明らかになっている危険因子についてはフォローし，患者のリスクのレベルにあわせて「危機への対応プラン」記録用紙を完成させてください。もしこの話題がまだ話し合われていなかったら，他のケースマネジメントの問題を進める前に話し合うことが大切です。過去と現在について，以下の行動を調べて明らかにするようにしてください。

- 自殺念慮
- 自殺企図の既往――どのようなタイミングで行ったか，（自殺の）意思はどれくらい深刻か，家族の反応はどうだったかなど
- 自傷行為（カッティング，火傷，故意に苦痛を与える行為）
- 薬物の使用（関連する危険な行動も含む，例えば飲酒運転など）
- その他の危険な行動

　もし最初のスクリーニングで比較的リスクが少ないことが明らかになれば，次のセクション（親のみの面接）に進むことができます。もし，患者が上記の行動のいずれかを抱えていたら，より徹底的にリスク評価を行ってください。患者のリスクのレベルに基づいて，危険因子に焦点を合わせ，健康で，プラスの対処反応を特定する危機への対処プランを作ってください。もしリスクが重度あるいは極度であれば，PTSD症状

表 4.1 示された危険因子に基づく治療者の対応

リスク	要因	治療者の対応
軽度	ごくわずかの危険因子の存在：自殺念慮はあるが，具体的な計画はなく，過去に自殺企図はない。	・患者の苦痛を認める ・この問題を取り上げてもよいか，話し合う ・もし危険因子が増加するようなら危機への対処プランを作成する
中等度	いくつかの危険因子の存在：自殺念慮と漠然とした計画はあるが，よく自分をコントロールできており，生きなくてはならない理由がある。自殺をしようという意思はなく，過去の自殺企図もない。	・患者の苦痛を認める ・危機への対処プランを作成する ・定期的に計画を見直す
重度	多くの危険因子の存在：自殺念慮が頻繁で強い。自殺の計画は具体化されており，生命の危険がある。患者は実行可能な自殺の計画を立てている。助けてくれる人は限られている。自分をコントロールする能力と意思には疑問がある。または，過去に自殺企図があり，自分をコントロールする力が弱い。	・患者の苦痛を認める ・危機への対処プランを作成する ・スーパーヴァイザーあるいは同僚に相談する ・定期的に計画を見直す ・もし危険が増加するようなら入院させる
極度	多くの危険因子の存在：自殺念慮が頻繁であり，強い。計画は具体的で生命の危険があり，患者はそれを実行できる。援助は限られており，自分をコントロールできない。自殺をするつもりだと言う。	・入院が必要である

を標的にする前にその問題に取り組んでください。多くの治療者は，仲間に相談したり，適切な文献を調べたりしています。表 4.1 は，患者のリスクのレベルに対応する指針を示しています。それぞれのレベルに対して，治療者の適切な対応が挙げられています。

危機への対処プラン

　付録にある「危機への対処プラン」記録用紙を用いて，自殺念慮や自殺をしようという気持ちにどのように対処できるか，患者と話し合ってください。もし危険な行動や自傷行為があれば，それへの対処も計画の中に含めてください。この計画は構造化されており，最初はあまり侵襲的ではない対処行動から始まり，次第に他の人を巻き込むような侵襲的な対処になりますが，制限の少ない方法では状況が改善されない場合には，最後の手段として最も侵襲的で制限のある方法を用いるようになっています。

　個人で行う対処方法は，好きな音楽を聴く，散歩する，スポーツをする，映画を観るなどの前向きなことや，自分を支える言葉を言うこと（たとえば，「私は強い人間で，以前にも大変なときを乗り切ってきた」）や，支えてくれる人と話すことなどが含まれます。「危機への対処プラン」の"連絡する人"欄は，緊急時に連絡すべき支えてくれる人を記入するようになっています。この中には，仲間も含まれますが，少なくとも2人以上の責任の持てる大人（親，家族の友人，兄，姉，教師，学校の教員，カウンセラーなど）を記入しなければなりません。

　対処方法には，飲酒などを止めることも含めるべきです。過去にそうした行動があった場合には，抑制力が低下し，衝動性が増加するかもしれません。患者が個人的対処行動のすべてを行った後でも危険を感じ続けているようなら，治療者（連絡先の詳細を患者に渡してください）あるいは危機対応センターに連絡することの同意を取るべきです。もし患者がこうした侵襲性の低い方法によっても気持ちが不安定であり，気分が改善せず，リスクが減少しない場合には，救急外来に行く同意も必要です。

　患者が自傷行為や自殺行動を取る前に，何か別の対処行動を取ったり助けを呼んだりすることについて，くれぐれも同意を取るようにしてください。患者が危機への対応プランに同意したら，そのセッションの後

半で，患者は親とそのプランを共有してもらいます。以下のように説明することができるでしょう。

「もしよければ，面接中に数分だけ，親御さんと話をさせてもらえませんか。あなたがトラウマの被害に遭って以来，親御さんがどうやって困難に対処してきたのか伺いたいと思います。その後，あなたにも加わってもらいます。他にあなたが抱えている問題についても話し合い，親御さんにどの程度治療に関わってもらうのかについて合意できるようにしたいと思います」

もし，患者が部屋を離れることに強固に反対した場合には，患者が同席したままで親とのセッションを行います。

親との面接

もしこれが親との最初の面接であれば，治療者は自己紹介をして，治療機関でのあなたの職名や今までの青年や親の治療経験について説明をしてください。この回と次回の面接の目的は，インテーク面接で話し合われた恐怖以外に，子どもを悩ませている問題を確認し，それについて話し合うことだと説明してください。またこの治療を通じて，治療者は患者や親と一緒にこれらの問題を調整する方法を見つけたいのだということを強調してください。面接の終わりでは治療における親の参加の度合いを明確にするとともに，この治療における患者のプライバシーをどの程度尊重するのかについても話し合ってください。

親の困難の評価

もし可能であれば，親との面接前に行うインテーク面接のときに，親に評価用紙に記入してもらってください。親には，子どもについての質問に

加えて，親についての個人的な質問をすること，それは子どものトラウマに対する親の反応を理解し，治療中に子どもを助けてもらうためであることを説明してください。親がトラウマや，子どものトラウマ反応のことをどれだけ理解しているのかについて，また，治療において親が求められることについてしっかり評価するために，以下の質問を用います。

- あなた自身がトラウマとなるような出来事を経験したことがありますか？
- そのトラウマ体験の後に精神的な苦痛を経験したことがありますか？
- その苦痛による症状が今でも残っていますか？
- そのトラウマや，あるいはそれ以外の問題で治療を受けられたことはありますか？
- トラウマ後のお子様の行動をどのように理解していますか？
- お子様がPTSDになったことで，あなたの生活や家族の機能に何か問題が生じていますか？
- お子様が抱えている問題にどのように対応されていますか？

自殺の危険性について話し合う（必要な場合のみこのセクションを行います）

もし，患者が中等度あるいは重度の自殺のリスクを示していた場合，親に以下の質問を行います。

- お子様は今まで自殺をしようとしたことがありますか？
- 今までに自傷行為と思われるお子様の行動に気づいたことがありますか？
- お子様が自殺念慮について打ち明けたことがありますか？

もし，自傷に関する危機への対応プランを患者と作ってあれば，その

計画を親に説明して，親から情報を得てください．計画のすべての部分が実行できるように，そして子どもが危機を感じたときに確実に親に助けを求められるようにしてください（例えば，対処行動を用いる，緊急用の番号に電話をする，子どもを救急外来に連れて行くなどです）．

秘密保持とプライバシー

　治療者のクリニックを受診するすべての患者がそうであるように，患者とその親も，治療者と話し合った問題については秘密を守ってもらえる権利があります．また，治療中に話したプライバシーの詳細が親に知られないことを患者が確信していることが大切です．しかし，親や保護者には，子どもの治療の概要や，治療が正しい方向に進んでいるか，どこまで進んだかを知る権利があります．治療者と親が子どもを一緒に守っていけるよう，危険であったり，生命を脅かしたりするような行動については，すべての情報を直ちに伝えることを親に確約してください．治療中に話し合われたその他の問題については，親や子どもの希望に応じて，親の治療への参加の程度を調整していきます．ほとんどの場合，この説明は，治療について知りたいという親の希望と，プライバシーを守りたいという患者の希望を満足させるものです．もし親か子どものどちらかがその他の心配を持っていたら，あなたは両者の希望に基づいて患者と家族についての評価を考慮して，親の関わりとプライバシー保持の程度について，両者が同意できる妥協点を調整しなくてはなりません．

親の参加について話し合う

　次の質問に進む前に，親と子どものインテーク資料を見直してください．治療者は以下のように質問を始めるとよいでしょう．

- あなたは，お子様が自分の気持ちをあなたに打ち明けていると感じていますか？
- あなたは自分のお子様のことをわかっていると思いますか？ お子様が感じている困難をわかっていますか？ あなたとの意見の不一致や問題にどのように対応していますか（けんかの頻度や話題，解決）？
- 全体的に見ると，お子様はあなたの言うことを聞きますか？ あなたの意見に耳を傾けますか？
- あなたは，この治療の経過中にお子様を支えようと考えていますか？
- 現実的に，あなたが面接に同席したり，家でお子様を手助けすることは可能でしょうか？

「お子様との関係について，もう少しお聞かせください。治療を進めていく際に，どのようにお子様の回復を支えていくことができるかについて，あなたと○○さん（患者の名前）と一緒に考えていきたいと思います」

患者と親の同席面接

このセクションでは，ケースマネジメントの問題を振り返ります。患者の取り組むべき問題によって，短いことも長いこともあります。もし危機的な状況が生じていれば，プライバシーについての同意を取ったうえで，親を交えて対処プランについて話し合わなくてはいけません。今までの患者および親との面接で別の問題が明らかになっていれば，その問題にどう対応するのかを話し合います。次のようにして計画作りを提案してもよいでしょう。

「これからの面接では，あなた方とこれまでに話し合った問題をまとめ，プライバシーの問題をどう扱うかについて同意を得たいと思います。その後で，PTSDの問題の他に○○さんが苦しんでいるその他の問題について話し合いたいと思います。私たちがこれらの問題の全体像を共有したら，この治療の経過中にこれらをどのように扱うかを決めていきましょう」

秘密保持についての振り返り

　患者と親に，今までの面接で話し合った秘密保持の問題について思い出してもらってください。患者にはプライバシーを守る権利があることと，しかし，親にも子どもの治療の進行について知る権利があることを繰り返して話してください。治療者が患者と共有する個人的な内容の多くは親には話しませんが，子どもを傷つける可能性のあるような重要なことについては，治療者は親に告げなくてはいけないことを強調してください。

危機への対処プランへの同意

　もし「危機への対応プラン」記録用紙を作っていたら，対処行動の詳細について振り返ってください。次のセクションに進む前に，親に計画を提案し，同意を得るようにしてください。患者に対しては，思考や感情が危険な行動にエスカレートしないよう対処行動を取ること，また，もし自分で対処できない場合には他者の協力を得ることを強調して伝えます。親に対しては，患者が特定の対処行動を用いることを認め，もしその対処行動ではリスクが軽減しない場合には，助けを求めることを強調してください。治療を先に進める前に親と患者の両方が危機への対処プランに同意している必要があります。

その他の問題を同定する

　患者と親に治療を複雑にするようなその他の問題について考えてもらいます。患者と親によって提起された問題に加えて，治療者は次のリストを使い，治療中に処理が必要となるような潜在的な問題を明らかにすることができるでしょう。このリストに挙げられたすべての問題に焦点を合わせる必要はありませんが，患者にとって関連のある問題については取り上げる必要があります。

- 学校での集中困難
- その他の学校での問題
- 行為障害（ほかの子どもとのけんかなど）
- 退行行動（夜尿など）
- 抑うつ
- 摂食障害あるいは摂食不安
- その他の不安障害
- （薬物などの）乱用
- 家庭の変化（転居，離婚など）
- 資源（リソース）へのアクセス（移動手段，育児など）
- その他の活動（放課後の用事や課題活動など）
- その他の問題

　患者と親にとって最も重要な問題について話し合い，いくつかの解決方法を考え出してください。以下の質問はそれぞれの問題を検討するうえで役に立つでしょう。

- この問題はどのくらいの期間続いていますか？　トラウマ体験の後に始まりましたか？　それとも前ですか？
- この問題は患者を毎日のように煩わせていますか？　毎日の活動の

妨げとなっていますか？
- 患者と親の両者がこの問題があることを認めていますか？
- 患者はこのことが，生活のうえでPTSDよりも大きな問題だと思っていますか？
- 親はこのことが，生活のうえでPTSDよりも大きな問題だと思っていますか？
- さらなる評価が必要ですか（神経学的，その他）？
- 体系的な介入が必要ですか（学校に対してなど）？　もしそうであれば，患者と親は情報を共有することを認める用紙にサインをする意思がありますか？
- 患者と親は，もし勧められたら向精神薬の治療を受けることを考慮する意思がありますか？
- 交通手段やスケジュール，育児やその他の責任のあることなど何らかの理由で治療に来ることを妨げる環境はありますか？

それぞれの問題について話し合った後，治療を続けるかどうかは，事例の複雑性によって決まります。それ以外に重要な問題がなく，また治療への親の関わりの程度が明確になったら（具体的には，親が協力的で，治療を応援したいという希望を表明していたり，親が患者の自立を尊重しているなど），治療者は親に対して治療を安全に進めていくためのケースマネジメント上の重要事項をまとめ，心理教育の段階に進むことができます。

もっと複雑な事例の場合——例えば患者と親との関係がもつれていたり，患者が重要な他の問題で困難を抱えているような場合では，治療者はまとめを見送り，その他の問題を解決するために別の面接の日程を調整するとよいでしょう。どのような事例においても，その過程で治療者はケースマネジメントを概括し，治療の間それぞれの問題にどのように取り組むかを明らかにしていきます。まれなことではありますが，治療

者と家族が，より差し迫った問題（自殺の危険や薬物依存など）に取り組むためにPTSDの治療を見送る決定をすることもあります。

親の参加を決定する

　患者と親の同席のもと，情報共有と親の治療参加について，もう一度意向を確認してください。また，親がセッションや宿題に参加する場合，親のできることややりたいことを，少なくとも1つは取り入れるようにしてください。通院には親が責任を持つことについても確認します。親の治療への関わりの程度については，患者の年齢に見合ったプライバシーを保障することを尊重しつつも，必要なときには親に助けてもらえることを考慮して決めることを，患者と親に納得してもらいます。

治療のスケジュール

　患者との個人的な面接の回数と時間を示してください。例えば，週に1回，14回のセッションで1回60〜90分などです。さらに，治療者が親と（患者と別に）会うことや，必要に応じて，いくつかの患者との個人セッションの最後に親に同席してもらうかどうかについても話し合ってください。

宿　題

　宿題は，患者や親が治療準備のために必要な作業の量に応じて決めてください。

- ☞ ケースマネジメント上の問題がほとんどない場合は，患者がセッションの内容を十分かつ正確に理解するように，セッション中に作成した資料を見直すよう指示してください。
- ☞ ケースマネジメント上の問題がいくつか存在し，今後のセッションで取り組もうと考えているときには，患者に宿題を指示して翌週に振り返ってください（例えば，もし問題がスケジュールや移動のことであったら，次のセッションまでにスケジュールの調整に取り組み，可能な移動手段についてまとめて報告するように，患者あるいは親に指示してください）。
- ☞ 患者はワークブックの第3章を読む。
- ☞ 患者は今回のセッションの録音を聴く。

Phase 2

心理教育と治療計画：治療の開始

第5章
治療原理モジュール
(ワークブック第4章を参照)

準備するもの

- 保護者向け資料1「PTSDとは何か？ どのように治すのか？」
- 録音機材

セッションの要点

- 宿題の振り返り
- 治療構造の説明
- 患者，および親への治療原理の紹介
- 呼吸再調整法（リラックス呼吸法）[訳注6] の紹介
- 宿題の割り付け

概　要

このモジュールでは，治療の概略を紹介します。患者と親に対して，

訳注6) 呼吸再調整法は，若年者にわかりやすいように，ワークブックではリラックス呼吸法と呼ばれている。

治療プログラムで用いる方法を説明し，治療原理の概要を説明します。患者には宿題としてこの章のワークブックを復習してもらいます。親には，このセッションの主要なポイントが書かれたプリントを渡します。セッションのほとんどは心理教育ですが，できる限り双方向的な話し合いになるよう努めましょう。治療の話し合いの初めの段階では，患者に講義を行うのではなく，患者と対話をするようにします。このモジュールでは，1または2セッションかけて行うのが普通です。最初のセッションの最後に呼吸再調整法（リラックス呼吸法）を紹介します。呼吸再調整法は，青年期の患者が自宅で楽しく行えて役に立つ体験になり，患者は治療を前向きにとらえられるようになります。

宿題の振り返り

セッションの初めに，前回のセッションや教材に関して何か疑問に思うことはないかを確認します。教材に目を通すような，またケースマネジメントモジュールを仕上げるような宿題を出した場合は，それぞれの宿題について明確に話し合います。

治療の構造

セッションの初めに，治療プログラムで主に取り上げる内容や目標について説明します。また通常1回90分のセッションを週1回，12～14回行うことを伝えます。次のような対話をしながら治療プログラムを紹介するとよいでしょう。

「この治療プログラムでは，主に2つのことを取り上げていきます。1つは，あなたがこれまで感じてきた恐怖や，あなたを苦しませている感情です。もう1つは，あなたがその恐怖や感情に対してうま

く対応できていないことです。両方ともあなたのPTSDに直接関係しているものですね。あなたのようなトラウマを体験した後で，恐れや悲しみを感じたり，恥ずかしく思ったり，何が起こったのか話しにくいのは自然なことです。中には，おびえや悲しみは時間が経つにつれて徐々に薄れていく人もいますが，トラウマに関する考えや感情に悩まされ続けている人もいます。しばしば，トラウマに関する考えや感情がふと思い出され，どんなに努力をしても恐ろしい出来事を考えてしまい，動揺してしまうのです。今まで問題なくできていたことができなくなる人もいます。例えば学校へ行ったり，夜自分の部屋で眠ったり，バスに乗ったり，ショッピングモールを歩いたり，郊外に遊びに行くことなどですね。ときには，以前と同じような生活には二度と戻らないと考えている人もいます」（患者の経験に応じた例を取り上げること）

このような思考や感情を抱いたのはトラウマ体験の後なのかどうかを確認します。次に，なぜPTSD症状が患者を悩ませ続けているのか，またこの治療プログラムがどのように患者の症状を改善させていくのかを説明します。

治療の原理

PTSD症状が長引いてしまう主な原因は，トラウマに関係のある状況，記憶，考え，感情の回避であることを患者に説明します。悲惨で動揺するようなことから逃げたり，それを避けたいと思うことは，まったく普通のことです。トラウマを思い出させる物事を避けることは短期的にはうまくいくように見えますが，かえってストレス反応が長引き，トラウマ体験以前にできていた日常の活動ができなくなります。トラウマ体験後に避けていることがないか，患者にたずねます。この治療プログ

ラムでは，これまで患者が避けてきた状況に向き合う方法を学んでいくことを説明します。次のような対話によって，エクスポージャーの原理を説明するとよいでしょう。

「痛ましい記憶や状況を避けずに向き合っていくと，トラウマ体験を整理することができ，トラウマ反応を過去のこととして受け止めることができます。例えば，トラウマに関連しているが実際には安全であるような状況を日常生活の中で避けていると，それらが安全であることに気がつきませんし，その状況によって生じる恐怖を乗り越えられたと実感する機会もありません。その状況に向き合わなければ，世界は危険で，不安は決してなくならないと信じ続けるでしょう。けれども，その状況に向き合えば，実際には危険ではないことがわかるようになります。また，その状況に向き合って，しばらくとどまることに慣れていけば，不安は少しずつ減っていくでしょう。その結果として，PTSDの症状は良くなっていくのです。痛ましい記憶に向き合うことについても同じことが言えます。そのような記憶に向き合うことは危険なことではなく，それどころか，何度もその記憶に向き合っていくと，状態は悪くなるどころか，むしろ良くなっていくのです。このような理由から，トラウマ記憶に繰り返し立ち戻ったり，本当は安全なのだけれども今は避けている状況に対して，向き合っていただければと思います」

記憶をくわしく語ること／現実生活での実験

恐怖に向き合えるようになるという目標を達成するために，このセッションでは2つの技法を取りあげることを説明します。1つ目の技法は記憶をくわしく語るという方法で，面接室という安全な環境で繰り返しトラウマを思い出してもらいます。記憶を呼び戻すときは，トラウマの出来事について詳細に，その当時の考えや感情も含めて語ってもらいま

す。繰り返し話したり，あるいはそれ以外の方法で，トラウマ記憶に20〜40分感情的に触れ続けることが，トラウマ関連の症状を軽減させるのに大変有効です。記憶を語ることについて，患者が理解できているかどうか確認し，何か質問はないかとたずねます。

　患者は治療者に支えられながら，トラウマ体験以来避けてきた状況に向き合うことになります。なぜなら，その避けてきた状況（道を一人で歩く，トラウマ体験時に流れていた音楽を聴く，トラウマ体験時に着用していた服を着るなど）が直接的に，または間接的にトラウマを思い出させるからです。当時の出来事を思い出させることで苦痛が生じ，これらの状況が実際に起きた出来事と似ているために，また同様の出来事が起きてしまうのではないかと患者は不安になります。これは治療プログラムの2つ目の技法で，現実生活での実験と呼ばれます。例えば，次のように説明できます。

　「あなたが今まで感じてきた恐怖を取りあげ，あなたがトラウマ体験前にできていたことで，体験後に恐怖を感じているためにできなくなってしまったことが再開できるよう，実験を一緒にやっていきましょう（患者の回避状況に応じて例を挙げること）。実際の生活の中で試してみることによって，ご自分が向き合っている状況は本当は安全だということがわかり，繰り返し向き合っていくごとに，その恐怖も薄れていくのです。実験により恐怖を過去のものと受け止め，あなたは人生を取り戻していくのです」

　現実生活での実験について患者が理解できているかどうか確認し，何か質問はないかとたずねます。

役に立たない思考や思い込み
　患者が不安になったり動揺するもう1つの原因として，役に立たない

思考や思い込みにとらわれていることを説明します。トラウマを受けると，多くの青年は，この世はとても危険で絶望的だと認識し，周囲の場所や人々，自分自身に対しても絶望します。そのため安全な状態でさえ危険で予期できないと見なしてしまいます。自分は弱い人間で，自分をコントロールできず，日常の些細なストレスでさえ対処できないと思う患者もいます。トラウマ体験時の行動や，体験後に困難が生じていることについて，自分自身を責める患者もいます。自責感を抱くこともあれば，その体験について話したがらないこともあります。そのような思考や感情を抱いていないか，患者に確認します。

　このような思考の変化の中には，非現実的で役に立たないものがあることを患者に伝えてください。非現実的というのは，現実に起きることを正確に表していないということですし，役に立たないというのは，あまりに考え方が否定的であるためにトラウマ反応をさらに苦痛で耐えがたいものにしているということです。次のような対話によって，なぜ症状がそのような思考によって悪化するのかを説明します。

　　「例えば，トラウマについては自分にも悪いところがあると思ってしまうと，自分を責めて落ち込み，恥ずかしく思うかもしれません。そのために，トラウマ以前の生活に戻ろうという気力がわきません。思い出したくない考えやイメージを思い出すのは自分がしっかりしていないからだと信じてしまうと，もう思い出すことが嫌になってしまいます。けれども，記憶というのは追い払おうとすればするほど浮かんできて，いっそうコントロールできなくなるのです」

　治療期間を通じて，これらの否定的な考えが生じたときにそれに気がつくように練習すること，そしてそうした考えが現実的で役に立つかどうかを検討していくことを説明します。これは大変重要なことです。というのも，このような思考が不安や回避，恥ずかしさ，落ち込みを引

き起こし続けているのでPTSD症状が悪化し，日常生活への対処が困難になっているからです。現実生活での実験を行い，記憶をくわしく語ることは，その状況が実際に危険なのか，また患者がその状況に対処できるのかを現実的に評価する手段です。そのことは非現実的な思考の修正に役立ち，その結果，日常的にもっとよい対処ができるようになります。こうしたことを説明してください。

サポートとチームワーク

　治療原理をまとめるにあたって，治療ではつらいこともあるかもしれないが患者は決して一人ではないこと，新しい課題に挑むときには治療者がサポートしていくことを伝えます。次のような対話をしてみるとよいでしょう。

　「自分の本来の生活を取り戻すために，これからの数カ月，頑張って一緒に取り組んでいきましょう。とても大変な治療になりますので，トラウマとなった出来事やあなたのトラウマ反応を話し合うときに不快な思いをするかもしれません。また一時的に症状が悪くなることもあります。必要なときには，私はもちろん，クリニックのどのスタッフに連絡を取って頂いても結構です。ひとりぼっちでどうしようもないと感じるようでしたら，次のセッションまでの間にお話しする時間を取りましょう。私たちは，あなたとご家族がこのトラウマを乗り越えられるよう，チームとして支えていきます」

　治療プログラムに関して，またここまでの説明について何か質問はないかどうか確認します。

呼吸再調整法（リラックス呼吸法）

　セッションの最後に，呼吸再調整法（リラックス呼吸法）を紹介します。この手法の治療原理は以下の通りです。

　「今から，気持ちを楽にするための最初の方法をお教えします。普段とは違う呼吸法です。この呼吸法によって落ち着き，リラックスできます。呼吸はそのときの感情に影響されることをご存知ですか？感情が高ぶったとき，深呼吸をして落ち着きなさい，と言いますね。けれども本当は，深く呼吸することではなくて，普通にゆっくりと呼吸することが大切なのです。リラックスできるのは，息を吐く（呼気）ほうで，吸う（吸気）ほうではありません。普通に息を吸って，息を吐くときに『リラックス』とゆっくりつぶやいてみましょう。こんなふうに。『リラーーーックス』訳注7)」

　患者の前で，鼻から吸って吐く手本をしてみせるとよいでしょう。次に以下の指示に沿って患者に練習してもらいます。

　「リラックスと言いながらゆっくり息を吐いてみましょう。10代の人たちは，恐い目に遭ったり気持ちが高まったときには息苦しさを感じやすいので，呼吸がとても早くなります。そしてますます息苦しくなり，とても不快な気分になります。さらに不安感や恐怖感が強まってしまいます。過呼吸を起こすと，逃げたり戦ったりする準備をするように，身体に警報が送られてきます。本当にしなくてはならないのは，呼吸のペースを落として，吸う息を少なくすることです。で

訳注7）声のかけ方は治療者になじんだものでよい。ゆっくりと数を数えるのも可。

は実際に呼吸法をやってみて,その呼吸の違いを感じてみましょう」
　(はじめに早い呼吸法を,次に呼吸再調整法を行う)

　普通の呼吸をした後で,「リラックス」と言いながら極めてゆっくり吐く呼吸を行います。息を吐いた後,次に息を吸う前に息を止めて4秒数えるよう指示します。治療者は声を掛けながら,10〜15回呼吸を繰り返させ,それを録音します。この録音は,患者が宿題として呼吸法を練習する際に利用してもらいます。次のような指示をして,宿題が大切であることを伝えます。

　「今一緒に行った練習はとても大事なことです。毎回数分でいいですから,毎日続けてこの呼吸法を練習しましょう。朝1回,学校から帰宅して1回,夜寝る前に1回,この録音を聞いてください。この呼吸法を親やきょうだい,友達に教えて,一緒にやってもらうように頼んでもかまいません。ワークブックや今日録音したもので復習しましょう」

親との面接

　セッション1の最後の10分で親との面接を行い,治療原理に関して簡単に説明します。もし家族の誰かが,トラウマとなった出来事の現場にいたのであれば,その出来事を家族それぞれがどのように受けとめているのかを,数分間話し合います。親に治療への参加を求めます。

宿 題

患者用
- ワークブック第4章をよく読む。
- セッションの録音を聴き,呼吸法の練習をする。
- 1日に3回,呼吸法の練習をする。

親用
- 保護者向け資料1「PTSDとは何か? どのように治すのか?」を読む(この本の付録にあるので,コピーしてください)。

第6章
情報収集モジュール
(ワークブック第4章を参照)

準備するもの

- 「トラウマ面接」記録用紙
- 「秘密兵器」記録用紙
- 保護者向け資料2「どうやって支えるのか？」
- 録音機材

セッションの要点

- 宿題の振り返り
- トラウマ面接の実施
- 「秘密兵器」の練習を実施（任意）
- 親との面接
- 宿題の割り付け

概　要

　このモジュールでは，トラウマに関する情報を集め，患者の回復の妨げとなるような，役に立たない思考を明らかにします。必要であれば，

患者が治療に参加した勇気や，治療の支えとなる患者の資源（リソース）（p.94）を確認しながら動機づけを行います。面接を行う際は，親に席を外してもらったほうがいいでしょう。そうすることで患者は気が楽になり，トラウマの詳細を率直に語ることができます。ここで集める情報は，患者がどのようにトラウマを受け止めているか，またトラウマに対する患者の認識がどのように PTSD の症状を長引かせているのかを理解するのに役立つでしょう。さらに，不安階層表に取り上げるべき様々な経験や，患者が記憶を語る際に詳しく取り上げる必要のある様々なことについて，役に立つ手がかりを得るでしょう。このモジュールは通常1セッションですが，必要であれば追加のセッションを設けてもかまいません。

宿題の振り返り

　前回のセッションで学んだ呼吸法を練習できたかどうか患者にたずねます。患者にとって呼吸法は役に立ったのか，呼吸法を実施する際に何か問題は起きなかったのかを確認します。患者が宿題を行わなかった場合には，前回と今後の宿題をどのようにすれば行えるのか患者と一緒に話し合います。

トラウマ面接

　次のような対話をしながらトラウマ面接を紹介するとよいでしょう。

　「このセッションの目的は，あなたが体験したトラウマについて話し合うことです。そしてトラウマの直前，最中，その後に起きている出来事について，さらに詳細に振り返ることです。そのようなことを話すのはとてもつらいことだと思います。私に何かお手伝いできるこ

とがあれば言ってください。始める前に，あなたに起こった出来事について少し教えていただけますか？」

　もし患者がトラウマについて話すことが難しいようであれば，より多くの情報を適切に集めるために，自由解答式の質問をします。その際には，すでに収集した情報を使うことが大切です。例えば，初診面接や前回の面接ですでに答えがわかっている質問は省いてください。患者を認める姿勢で話しかけ，質問者が間違っていたときには必要に応じて訂正してほしいと伝えます。例えばこのように伝えます。「そのトラウマはちょうど6カ月前に起きたと理解していますが，間違いないでしょうか？」。もし質問が患者の体験したタイプのトラウマにあてはまらないか，または関連していなければ，その質問は飛ばします。できるだけトラウマという言葉の代わりに，別の用語（例：攻撃，事故）を使用します。

　トラウマ面接（付録参照）における患者の回答を録音します。ここで収集した情報は，これからエクスポージャー療法を構造化するときや，患者に対して役に立たない考えや思い込みを振り返るよう促すときに，参考にする必要があることを覚えておいてください。

トラウマの詳細
- この出来事はいつ起きましたか？（日時，曜日，日中／夜間）
- この出来事はどこで起きましたか？（自宅／学校／誰かの家／道路／車の中／バスの中／ショッピングモール／その他）

トラウマの間に生じた感情
- その出来事が起きたとき，死ぬかもしれないとか，ひどく傷つけられるかもしれないと思いましたか？
- 誰も助けてくれないと思いましたか？

- ひどくおびえましたか？

追加情報
- 起きたことについて，誰かを責めていますか？　もしそうであれば，誰を責めていますか？
- この出来事の間，誰かがあなたのそばにいましたか？　もしいたとすれば，それは誰ですか？
- 自分の力で危険から逃げたのですか？　誰かに助けてもらいましたか？
- まだ傷が痛みますか？
- 治療を受けましたか？
- このトラウマに対して，または出来事が起きている間にされたことに対して，罪悪感を抱いていますか？
- この出来事に対して，または出来事が起きている間にされたことに対して，恥ずかしいと感じましたか？

信念や態度の変化
- 身近にいる人たちとの関係が変わってしまったと感じたことはありますか？
- 普通の友達との関係が，疎遠になってしまったと感じたことはありますか？
- 自分自身を見る目が変わってしまったと感じたことはありますか？
- 起こったことに関して，誰かがあなたを責めましたか／誰かがあなたを怒りましたか？
- 誰かがあなたに怒る／責めることに対して，あなたはおびえていましたか？

その他の質問

- トラウマに関して他の人と話すことは，どれくらい難しいですか？
- トラウマに関して，またはトラウマの直前と，その後の出来事について，何か付け加えることはありますか？
- このような話題を話し合うことについてどう思いましたか？

　トラウマ面接を終えたときは，必要に応じて，患者が面接に応じてくれたことに対して支持的な言葉かけをします。例えばこのように伝えます。

　「今日は本当によく頑張りましたね。とても頑張ってくれたおかげで，トラウマを受けている間，あなたに何が起きていたのかがわかりました」

　出来事について話すことや，恐怖感や回避したいという気持ちを振り払うことはつらくなかったか，患者にたずねます。

秘密兵器の練習（任意）

　この練習は，治療を恐いと思ったり，治療で要求されることができるか自信が持てない，と思い続けている患者のために構成されています。もし患者が自分の資源(リソース)を活用したり，自分の力を発揮してこの練習をやり遂げることができると思えない場合には，この練習は宿題としてではなく，セッションの中で扱ったほうがよいでしょう。そうすれば治療者は患者が記録用紙を完成できるよう手助けできるからです。ただし時間短縮のために宿題として与え，次のセッションで完成させてもかまいません。

　次のような対話によって，ワークブック第4章にある「秘密兵器」記録用紙について紹介するとよいでしょう。

「治療は初めのうちはつらいかもしれません。気持ちが動揺することは，誰もが話したいとは思いませんからね。けれども練習すれば，話しやすくなっていきます。初めは難しいと思っていたことでも，練習によって簡単にできたことはありませんか？　自分にはどのような才能やスキルがあるでしょうか？　学んでみたいと思いながら，いまだその機会がないスキルはありませんか？　あなたが様々なことを学べるよう手を貸してくれる人はいますか？『あなたの味方になる存在』となる人はいますか？」

PTSD症状に向き合って乗り越えることを学ぶために，患者にはどのような資源(リソース)があるのか話し合います。以下の3分野を取り上げます。

1. **スキルと能力**：できることなら何でもかまいません（歌う，踊る，物語を書く，絵を描く，自転車に乗るなど）。粘り強さや学習能力，勇気，あるいはその他の長所など，実際にして見せられること。
2. **経験と実績**：得意な家事やよい成績を取った経験，賞をもらったこと，病気や骨折から回復したこと，合格したこと，それらを経験したときは楽しくなかったとしても，大変なことをやり遂げて報われたという経験。
3. **味方になる存在**：教師，両親，友人など助けてくれる人や，学校や宗教団体，クラブなどの利用できるもの。お守りやお祈りの言葉，神様など，自分のことを支えてくれて見守ってくれていると感じられるもの。

これらの3分類は全く別個ではなく，かなりの重なりがあります。大切なことは，患者はつらくて怖いことでもできている，そこから学んでおり，うまくやっている，助けてくれる人もたくさんいる，という証拠

のリストを作ることです。

親との面接

　親と一緒に，保護者向け資料1「PTSDとは何か？　どのように治すのか？」（付録参照）について話し合います。そして，資料や患者の治療に関して何か質問はないかたずねます。親が治療に参加したことをほめ続けます。もし親が資料を読んできていなければ，その内容を簡単に伝え，資料が患者の回復にどれだけ重要であるのかを繰り返し伝えます。

宿　題

患者用
- ワークブックの第4章を復習する。
- このセッションの録音を聴く。
- 必要に応じて，ワークブックにある「秘密兵器」記録用紙を完成させる。
- 1日3回呼吸法を練習する。

親用
- 保護者向け資料2「どうやって支えるのか？」を読む（この本の付録にあるので，コピーしてください）。

第7章
よく見られるトラウマ反応モジュール
（ワークブック第5章を参照）

準備するもの

- 「よく見られるトラウマ反応」記録用紙
- 保護者向け資料3「よく見られるトラウマ反応」
- 録音機材

セッションの要点

- 宿題の振り返り
- よく見られるトラウマ反応として次の感情について話し合う
    - →恐怖と不安
    - →苛立ち（過覚醒）
    - →再体験
    - →回避
    - →感情の麻痺
    - →怒り
    - →罪悪感と恥辱感
    - →自己コントロール感の喪失
    - →自己イメージや周りの世界に対する見方の変化

→絶望感
・親がトラウマ反応の概要を理解できるようにする
・宿題の割り付け

概　要

　このモジュールでは，よく見られるトラウマ反応に関する情報を与えて，患者の症状が正常な反応であることを伝えます。患者の特徴的な症状を明らかにするために，また想像エクスポージャーと現実エクスポージャーの不安階層表の土台を作り上げるために話し合いが行われます。その作業のためにはトラウマ面接の情報収集モジュールで集めた情報も合わせて用います。よく見られるトラウマ反応に関する話し合いは，PTSD 症状についての患者教育が目的です。このことは上に述べたことと並んで大切です。患者が PTSD の症状を自らの失敗と見なしたり，取り返しのつかないダメージととらえずに，よく見られるトラウマ反応として受け止められるようになることを目的としています。ワークブックにある「よく見られるトラウマ反応」記録用紙，またはホワイトボードを使用して，患者が経験してきた反応を記録します。このモジュールは，患者が経験している反応の数に応じて，通常1ないし2セッションかけて行います。

　説明する際には，患者の認知的発達レベルに応じて，言葉や説明の仕方に工夫を凝らす必要があります。この用紙は大多数の患者に合わせて，心理専門用語をできる限り避けるなど，わかりやすく書かれています。年少の患者の場合には，付録にある追加資料の"「よく見られるトラウマ反応」カード"や，"ストーリーで見る「よく見られるトラウマ反応」"に目を通しておきます。一般的にはこの章で詳しく述べられている説明よりも，これらの資料やストーリーを用いた方法のほうが，年少の患者や認知的発達レベルが低い患者には適しています。

宿題の振り返り

「秘密兵器」記録用紙を見ながら宿題を振り返ります。呼吸再調整法の練習の際に何か問題はなかったか患者にたずねます。

よく見られるトラウマ反応の紹介

よく見られるトラウマ反応について話し合うことを患者に伝えます。最初は次のような対話から始めるとよいでしょう。

> 「あなたがここにいるのは，トラウマを体験したからですよね。トラウマとなった出来事は，感情や身体的な反応を高めてしまうので，人生にとって本当にひどい体験となります。これから最もよく見られるトラウマ反応についてお話をしたいと思います。そしてそれらの反応の中で，自分の経験した反応に近いものはないか，見つけていきましょう。人の反応には個人差があることを理解するのも大切なことです。他人よりも強い反応を経験することもあれば，まったく経験していない反応もあるかもしれません」

恐怖と不安

恐怖と不安は，危険な状況では自然で不可欠な反応であることを患者に説明します。人が危険な目に遭うと，内部に備えている警報システムが作動します。警告を出し，自分自身を守るために最適な方法を用いて反応できるよう作動するのです。この「警報システム」は身体的反応（動悸や発汗など）を引き起こし，自分自身を守らなければならない外部からの脅威に集中できるようにします。

この警報システムが，トラウマ体験時や体験後，患者の中でどのように作動していたのかを話し合います。また生理学的な反応や考えを教えます。次のように質問します。

・トラウマを体験したときに，どのようなことを感じたか覚えていますか？
・今でも，同じような感覚を身体に感じることはありますか？

　トラウマ体験時にこのような反応が起きたのは，自然で必要なことだと患者に伝えます。しかしそのような反応が起きたことが，現在では患者の日常生活の妨げとなっているのです。トラウマ記憶を思い出すと，恐怖と不安がこみあげてくることもありますが，何の前触れもなく不安が生じるようなときもあります。不安が生じる原因（きっかけ）になるのは，ある光景や匂い，物音，またはトラウマを思い出させるような状況です。患者は不安なエピソードに注意を払えば払うほど，不安を高めるようなきっかけを特定してしまうのです。ときとして突然湧き上がってくる不安は，実はトラウマを思い出させるきっかけによって引き起こされていることがわかってくるでしょう。説明のために次のような例を使うとよいでしょう。

　「例えば交通事故に遭った人は，理由もわからず，突然不安になることがあります。でも注意深くなってみると，車のキーというブレーキ音や，サイレンが遠くから聞こえていたことや，それらの音が引き金となって不安が生じていることに気づくことができるでしょう」

　どのようなきっかけで恐怖と不安が生じるのかを患者にたずねます。ワークブックの「よく見られるトラウマ反応」記録用紙に，きっかけとなることのリストを書き込みます。

苛立ち（過覚醒）

　苛立ちもよく見られるトラウマ反応です。トラウマ体験後には，多くの人が一日中そわそわしたり，苛立つということを患者に伝えます。身体が緊張しすぎていると感じることもあります。例えば，動悸がしたり，呼吸が早くなっていると感じるかもしれません。一日中警戒して神経質になり，些細なことでもびくっと驚き，過剰に反応することでしょう。トラウマ体験後にこのような身体的反応が増えていないか，患者にたずねてください。

　身体的反応が生じるのは，身体の正常な警報システムが長時間作動しているためです。すでに述べたように，このシステムが緊急の際に作動するおかげで，私たちは危険に対して反応できるのです。警報システムは猫や犬といった動物にもあります。つまりこのシステムは脅威から身を守るための自然な方法なのです。危機的状況に陥ると，システムはその場から逃げるよう指示したり，その状況に立ち向かったり，じっとしているよう指示したりします（例えば，自動車が接近してきたときに，道の真ん中でじっと動かなくなる動物のように）。これらは危険な目に遭ったときの自然な反応です。トラウマの後では，警報システムは実際に危険がない状況でも作動するようになります。前に述べた様々な出来事がシステムを作動させるきっかけになっているかもしれません。なぜなら，そのようなきっかけが患者にトラウマを思い出させてしまうからです。こうしたきっかけ自体は危険ではないのですから，実際には警報システムの誤作動であることを強調してください。説明が理解できたかどうかを確認し，必要に応じて説明を簡単にしたり，繰り返したりします。

　びくっとしやすい状態が続くと，集中力が低下し，眠りにくくなったり眠りが浅くなる人がいることを伝えます。また張り詰めた状態が続く

と，特に眠りが浅いときには，イライラしたり怒りやすくなります。このような問題を抱えていないかどうか，患者に確認してください。次のように質問するとよいでしょう。

- トラウマ体験後，集中しにくくなったと感じていませんか？
- 寝つきが悪いと感じていませんか？
- 眠りの質が悪くなったと感じていますか？
- 怒りっぽくなった，短気になったと思いますか？
- トラウマ体験後，神経が過敏になったと言われることはありませんか？

イライラしやすいという症状があれば，ワークブックの「よく見られるトラウマ反応」記録用紙に記入します。

再体験

トラウマに関する考えや気持ちがふと湧いてきて，動揺することもあるかもしれないと患者に説明してください。当時を思い出させられるとこのような考えが引き起こされることもあれば，突然そのような考えが生じることもあります。これは再体験と呼ばれています。トラウマを再体験することはないか，再体験があれば，どのように感じているのかを患者にたずねます。ワークブックの「よく見られるトラウマ反応」記録用紙に患者の回答を記録します。

フラッシュバック

「フラッシュバック」と呼ばれる，特徴的な再体験の状態を経験する人もいます。フラッシュバックは大変鮮明なイメージで，まるでその出来事が「今，ここで」起こっているように感じます。例えば，暴行が今

この瞬間に実際に起こっているかのように感じたり，出来事のある部分を実際に見ているかのように感じたりするのです。ときにはフラッシュバックがあまりに強烈なため，トラウマが繰り返し生じているように感じることもあるでしょう。フラッシュバックを経験したことがあるか，患者にたずねます。もし経験しているのならば，フラッシュバックの間に患者は何を聞き，何を見て，どのような匂いを感じたか，また身体の感覚があったのか，患者に話してもらいます。

悪　夢

　夢の中でトラウマを再体験していることもあります。トラウマの出来事があまりに恐ろしく日常生活からかけ離れているために，気持ちの中でその出来事を整理して片づけることが困難になっており，そのために悪夢を見るのだということを伝えます。何が起きたのかを理解するために，脳はその記憶から出来事を引き出しては消化しようとするのです。患者には次のように質問するとよいでしょう。

- トラウマの出来事に関する悪夢を見ることはありませんか？　その夢はどのような内容ですか？
- そのような悪夢から覚めたとき，身体の調子がおかしいと感じたことはありませんか？

回　避

　トラウマの再体験が，精神的苦痛や恐怖，不安感をもたらすために，多くの人はそのような気持ちを引き起こすきっかけを避けようとします。患者は，トラウマを思い出させるあらゆる状況や場所，人を避けていることに気づいています。次のような対話でこの点を明らかにするとよいでしょう。

「例えば，多くの人はトラウマが起きた場所に近づこうとしません。トラウマと直接には関係のない状況でさえ，不安や回避を引き起こすのです。例えば，夜にトラウマの被害を受けた人は，夜になると外出ができなくなります。トラウマを体験してから，避けてきた場所や状況はありませんか？」

これ以外の回避のタイプは，トラウマに関係した考えや感情からの回避です。多くの人はトラウマの記憶を呼び起こさないように，またトラウマを話したり感じたりしないように大変な努力を払います。トラウマに関する記憶や感情を避けようとするあまり，トラウマ体験の重要な部分を忘れていることもあります。次のような質問を用いて患者にたずねましょう。

・トラウマについて考えたり感じたりしないようにしていませんか？
・トラウマの出来事について考えないようにするために，何かしていることはありますか？
・トラウマに関係する感情をどのように避けていますか？
・トラウマの出来事の中で，思い出しにくい部分はありますか？
・トラウマの出来事の中で，記憶の流れの一部が抜けていませんか？

ワークブックの「よく見られるトラウマ反応」記録用紙に患者の回避について記入します。

感情の麻痺

トラウマに関係したつらい考えや感情を避けようと試みた結果，感情の麻痺という体験が生じます。感情の麻痺があるかどうか確認するために，次のような対話を用います。

「立ち上がろうとして，足がしびれていることがありませんか。感情にもそれと同じことが起こります。感情が奥深くに埋もれて，ぼんやりとしか感じられないことがあるのです。自分で『何も感じない』と思えば思うほど，ぼんやりとした感覚は強くなっていきます。トラウマを体験すると感情が麻痺し，恐怖や不安を感じなくなっていきます。そして同時に，肯定的な感情まで消されてしまいます。そうなると，幸福感や満足感，愛情までもが，感じられなくなってしまうのです」

患者が似たような経験をしていないか話し合います。次のように質問するとよいでしょう。

・あなたは感情が麻痺してしまったり，何も感じられなかったり，周囲の物を遠くに感じていませんか？
・以前楽しめていたことへの関心を失っていませんか？
・トラウマを体験してから，他の人との間に距離を感じたり，切り離されたように感じたりしていませんか？

ワークブックの「よく見られるトラウマ反応」記録用紙に感情の麻痺に関する症状を記入します。

怒 り

強い怒りの感情を抱く人もいます。その怒りは，トラウマの出来事やその出来事の関係者に対してだけでなく，世間一般の人に対しても向けられます。大抵の場合，怒りは，この世の中は不公平で自分がその出来事の犠牲者になったという思いを表しています。暴行やテロ攻撃の場合，怒りの大半は加害者に対して，またはその出来事の関係者に対して向けられるでしょう。怒りの感情について患者と話し合い，怒りが一般

的な対象へ拡大していないかを明らかにしていきます（例：性犯罪の被害者は男性一般に対して憎しみを抱いているかもしれません）。次のように質問するとよいでしょう。

- トラウマの出来事に関して，怒りを感じる人はいますか？
- これまでに，復讐をしようと少しでも考えたことがありますか？

次に，怒りの感情は，トラウマを思い出させる人や，トラウマから回復した人と一緒にいるときに湧き起こることもあると患者に説明します。自分が犠牲者となったことについて，何もしてくれなかったと神に怒りを向ける人もいます。また，配慮に欠ける対応をした警察や，患者が経験していることを十分に理解していない教師，友人，家族に対して怒りを向ける人もいます。次のような質問を患者にします。

- 自分の周りの人に怒りを覚えたり，攻撃的になっていませんか？
- そのような感情は，あなた自身や周りの人にどのような影響を与えていますか？

次のような対話を用いて，患者が周囲の人に向ける怒りは，被害の後には当たり前に生じる感情だということを話し合うとよいでしょう。

「特に家族や親友に怒りの感情を向けてしまうことには戸惑うかもしれません。というのは，自分が最も大切に思う人たちに対して，どうして怒りを感じてしまうのか理解できないからです。けれども，私たちは身近な人に対して期待をしすぎる傾向があります。そのため身近な人に失望すると，大変強い怒りを感じてしまうこともあるのです」

ワークブックの「よく見られるトラウマ反応」記録用紙に，患者が抱

いている怒りの反応を記入します。

罪悪感と恥辱感

　他人への怒りの感情に加えて，トラウマを体験している間に自分がしたこと，しなかったことに対して，自分自身を責める患者も多くいます。自分はどのようにすべきだったのか，または何を避けるべきだったのかを考えると，自分自身を責めてしまうかもしれません。例えば「私は恐がるべきではなかった」とか，「このような出来事が起こるとわかっているべきだった」などと，自分自身に言い聞かせるかもしれません。ときには，トラウマを体験してから生じている困難について後ろめたさを感じています。また自分の行動や回避により，家族や友人との関係に問題が生じているという事実について罪悪感を抱いています。患者が罪悪感を抱いていないか，次の質問を用いながら話し合います。

- 起こった出来事に関して自分を責めていませんか？
- 自分が何かをしていれば，あるいはしないでいれば，その被害を避けられたかもしれないと思っていませんか？
- トラウマ体験後のあなたの振る舞い方や，あなたの症状が家族や友人に与えた影響について，自分のせいだと思っていませんか？
- トラウマを体験したことが自分のせいだという気持ちにさせられるので，近づかないようにしている人や状況はありますか？

　トラウマの出来事に対して罪悪感を抱いている人は，起きたことに対して責任を持とうとしています。そうすることで条件付きのコントロール感が得られるようになります（「もし自分が何かをしていれば，被害を避けることができただろう」）が，自責感も生じることになりかねません。

トラウマとなった出来事の最中に自分が考えてもみなかった行動をした場合，それを恥ずかしいと思うこともあります（泣いてしまった，その場で動けなかったなど）。現在感じている困難についても，まるでPTSDの症状はその人の失敗や弱さの表れであるかのように，自分を恥じることもあります。他の人からの言葉によっていっそう恥ずかしくなることもあるかもしれません。なぜなら，トラウマの被害を防ぐために十分に対応できなかった，トラウマの出来事の間，他にできたことがあった，他にこうすべきだった，と考える人がいるからです。トラウマ体験の後で調子が悪くなったことに対して，はっきりと自分を責める人もいるでしょう。次のような質問をしてみてください。

- トラウマとなった出来事の最中や，その後で自分がしてきたことに対して，恥ずかしいと感じていませんか？
- 他の人々が，あなたがトラウマとなった出来事の最中に，こうすることもできた——おそらくこうすべきだった——と思っているに違いないと考えていませんか？
- トラウマを体験してから調子が悪くなったことについて，人から責められると思っていませんか？
- その出来事の際の自分の行動のせいで，同じ年頃の青年たちよりも弱々しく見られると思っていませんか？

もし患者が罪悪感や恥辱感を抱いていれば，ワークブックの「よく見られるトラウマ反応」記録用紙に記入します。

自己コントロール感の喪失

トラウマとなった出来事の最中に，自分の感情や身体，生命を，自分でコントロールできなかったと感じることもあります。ときには，自分

でコントロールできないという感覚があまりにも強すぎて,「自分がおかしくなる」とか「もうだめだ」と思うこともあります。次のような質問を用いて患者にたずねてみましょう。

- トラウマを体験しているときに,自分をコントロールできないと感じましたか?
- トラウマの後で,自分をコントロールできないと感じたことはありませんか?

このような考えがよく起こるということを患者に伝えます。しかしトラウマによって強い感情や経験が生じるのは,強いストレスに対する正常な反応であり,精神疾患の症状ではないこともよく覚えてもらいましょう。コントロールを失ったという考えや感覚があれば,どのようなことでも,ワークブックの「よく見られるトラウマ反応」記録用紙に記入します。

自己イメージや周りの世界に対する見方の変化

　ときには,トラウマを体験した後,自分についてのイメージや周りの世界に対する見方が変化します。患者の中には,悪いことが自分の身に起こったから「自分はダメな人間」に違いないとか,「自分がこれほど弱くバカでなければ,こんな目に遭わなかっただろう」とか,「もっと勇敢になるべきだった」と考える人もいるかもしれません。このような考えにより,自分自身が本当にどうかしていると思うこともあります。次のような質問を用いて患者にたずねます。

- トラウマを体験してから,自分を否定的に見ることはありませんか?

- 自分について考えていることで，何かお気づきのことはありますか？
- あなたの感じ方や対応について，どう思いますか？

トラウマの後で世界を否定的にとらえるようになり，親しい人との付き合いにも困難が生じるのは異常ではないと患者に説明します。トラウマを体験する前まで世界は安全な場所だと思っていた人は，トラウマによって世界は危険な場所で，他人は信用できないと思うようになります。また患者の一番の支えとなってくれるはずの最愛の人々が，自分をそれほど支えてくれないと感じることもあります。次のような質問を用いて，これと似たような経験がないか患者と話し合います。

- あなたは世界が危険な場所だと思いますか？
- あなたは世界ががっかりさせるような場所だと思いますか？
- 他人との関係がぎくしゃくしていると思ったことはありませんか？

ワークブックの「よく見られるトラウマ反応」記録用紙に，見方（自分自身，世界，他人に対して）の変化があれば記録します。

絶望感

気分がよくなることなどない，と思って無力感や絶望感を抱くようになる人もいます。もう何をしてもつまらないと思い，人生に生きがいを感じられなくなり，以前立てた将来の計画も，どうでもよくなってしまいます。このように考えるうちに，いっそ死んだほうがましだと思うようになる人もいます。彼らは自分自身を傷つけたり，自殺をしようと考えることもあります。もし事前に話し合われていれば，自殺の危険性に関する評価や危機対応の方法を確認します。たとえば患者に次のように

質問します。

- 悲しかったり，気分が沈んだりしていませんか？
- よく涙を流していますか？
- 行き詰まったとか，希望をなくしたと感じていませんか？

ワークブックの「よく見られるトラウマ反応」記録用紙に，どんな抑うつの症状でも記録してください。抑うつ症状はよく見られるトラウマ反応で，しばしばPTSDの症状として生じることを患者に説明します。回避によって喜びや充実感を感じなくなり，過覚醒によって極度の疲労や意欲の減退が生じることもよくあります。PTSD症状が軽減されると，しばしば抑うつ症状も改善されます。

まとめ

　患者とトラウマ反応を話し合う中で，患者は自分にどのような反応があるのかを認めるようになります。毎回のセッションで，患者の反応はよく起こる反応で当然なことだということを強調します。「その反応は本当によくある反応／体験／症状です」と繰り返し伝えるのは，まるで自分が壊れたレコードにでもなったような気がするでしょう。しかし患者の反応は異常でも驚くことでもなく，間違ってもいないと指摘することが大切です。PTSDの患者はしばしば自分の反応を隠します。なぜなら患者自身が，そのような症状を自分の弱さや重度の精神症状，精神的敗北の表れと感じているからです。またしばしば，自分だけがPTSD症状に苦しんでいると考えています。他の多くの人々だったら，自分よりもうまくトラウマ反応に対処できただろうと考えています。自分の症状が，極限的な状況に対する普通の，よく見られる，そして実際に正常な反応だと伝えられるのは，患者にとっておそらく初めてのことでしょ

う。患者の反応は「よく見られる」現象だと強調することで，患者は自分一人ではないと感じ，恥ずかしさもやわらいでいくことでしょう。この点は，いくら強調してもしすぎることはありません。

「よく見られるトラウマ反応」のリストを完成させた後で，患者にとってどの反応が最も苦痛であるか話し合いながら，患者が自分自身のトラウマ反応をまとめられるようにします。自分の反応はPTSD症状としてまさに当然な反応であると知って，驚いたかどうか患者にたずねます。これからの1週間で，よく見られるトラウマ反応を探し続けるよう患者に勧めます。もし何か他の反応に気づいた場合には，「よく見られるトラウマ反応」記録用紙に記入し，次回のセッションの話し合いの際に持ってくるよう伝えます。

宿　題

患者用
- ワークブックの第5章を読む。
- このセッションの録音を聴く。
- ワークブックの「よく見られるトラウマ反応」記録用紙を完成させる。

親用
- 保護者向け資料3「よく見られるトラウマ反応」を読む（この本の付録にあるので，コピーしてください）。

Phase 3

エクスポージャー

第8章
現実生活での実験モジュール
（ワークブック第6章を参照）

準備するもの

- 「現実生活での実験：ステップ・バイ・ステップ」記録用紙
- 「ストレス体温計」記録用紙
- 「現実生活での実験」記録用紙
- 録音機材

セッションの要点

- 宿題の振り返り
- 現実生活での実験の原理についての話し合い
- 現実エクスポージャーのやり方についての説明
  不安階層表（現実生活での実験：ステップ・バイ・ステップ[訳注8]），ストレス体温計の使い方を含む。
- 不安階層表（現実生活での実験：ステップ・バイ・ステップ）の作成

訳注8）本章で扱っているのは，成人のPEでは現実エクスポージャーと呼ばれている技法のことである。現実エクスポージャーの不安階層表は，ここでは若年者にわかりやすい表現で呼ばれている。

- 患者と治療者が一緒にエクスポージャーを行う
- 患者と親に宿題でのエクスポージャーを準備させる
- 宿題の割り付け

概　要

　このモジュールでは，エクスポージャーの原理についての振り返りを行った後，「現実生活での実験（現実エクスポージャー）」を紹介し，患者にストレス体温計を使ってエクスポージャー中の不安をどうやって測るかについて教えます。治療者と患者は一緒に「現実生活での実験」のリストを作り，系統的な詳しい不安階層表を作るためにストレス体温計を使って各実験項目を測定します。理想的にいえば，まず最初は，患者はセッション中に「現実生活での実験」を始め，残りは宿題として行います。このモジュールは治療の最後までずっと行われ，患者は，宿題として段階的にこの不安階層表（現実生活での実験：ステップ・バイ・ステップ）の各項目に取り組んでいきます。新しい項目も必要に応じて治療中に付け加えられます。

　治療者はこの時点で，患者がどの程度の援助を必要とするのか，また「現実生活での実験」を始めたときに他者からどの程度の援助を受けることができるのか，見極める必要があります。また，治療者はおそらく，親が子どもの回避をどの程度助長するのか，あるいはそれを止めようとするのかもよくわかっていることでしょう。年長の子どもや自立している子どもでは，必要なときだけ親に援助を頼むかもしれません。子どもから援助を求められたときにどのように助けてあげればよいのか，親に指導しましょう。しかし，もし患者が幼かったり，依存的である場合には，親が最初から「現実生活での実験」に参加するとよいでしょう。また，もし親が子どもの回避を助長しているようならば，適切な支援の方法を身につけるために早い段階から親が参加することが重要で

す。治療者は1回目のセッションの全体を通して親を同席させることもできます。大抵の場合，患者は一人でセッションに参加して「現実生活での実験」の説明を聞き，最後の10分間になって親を参加させ，親も一緒に宿題をするのか，またはどのように参加すればよいのかを話し合います。もし，患者が回避を過小評価していたり，あるいは回避していることを認識していない場合には（このことは，患者や親から最初の頃に得ている情報との違いによって示されます），治療者はまず患者にその問題に触れさせ，そして必要であれば親にもこの問題に直面させてもよいでしょう。

宿題の振り返り

　トラウマについての一般的な反応，特に患者にとって関係のある部分について振り返ってください。

現実生活での実験の原理

　治療原理モジュールでは，最初にエクスポージャーの原理について説明します。以下の詳細な対話を用いて「現実生活での実験」の原理を詳しく説明してください。

　　「今までのセッションを通して，トラウマを思い出させるような状況，感情，考えを避けたいと思うことがいかに普通のことであるかについて話し合ってきました。これは，トラウマを思い出させられることで，恐怖や動揺が呼び起こされるからです。考えないようにしたり，そういったトラウマを想起させる刺激から離れることは少しだけ気分を良くするのに役立ちます。でも，その効き目は短くて，恐怖は自分の心の中にずっととどまってしまうということも話し合いました

ね。また，現実生活の状況を避けると，一時的に不安のレベルが下がるかもしれませんが，次第に効果がなくなり，あなたにとって大切なことができなくなりかねません（大切なことについて患者の生活の例を挙げる：友達と出かける，ドライブに行く，一人で眠るなど）。このような制限があることによって（あなたの自立性やあなたの社会生活上の制限），いっそう悲しくなったり寂しくなってしまうこともあります」

回避は事態を悪化させてしまうこと，この治療は患者が考えや状況を回避するのを止めるように計画されており，そうすることによって患者が恐怖と向き合ったり，恐ろしい考えや状況が実際には危険ではないと学ぶことができるのだ，と伝えてください。

「現実生活での実験」は，生活の現場で行う実験です。そこでは，患者は現実の生活の中で避けている様々な状況を練習し，実際に何が起こるかを理解します。患者の病歴から回避の例を挙げてみてください。患者が避けているものをいくつか行うことで，患者は実際にそれを体験するチャンスを得て，探偵や科学者のように証拠を集め，実際にはそこが安全であることが自分でわかるようになります。次のような例を使って患者を治療プログラムに参加させてください。

「科学の授業で何か実験をしたことがありますか？ 実験のときには，たいていどんなふうに行いますか？（例えば，仮説を立てたり，何が起こるか考えたり，仮説を支持するような，あるいは仮説に反する証拠を集めたり，仮説を検証したり）。どうしてデータを集めることが必要なのでしょうか？（データは，仮説が正しいか間違っているかの証拠を明らかにしてくれます）」

または，

「あなたは，今までに探偵ものの映画を見たことがありますか？ 明らかに正しくないと思われるような答えにどれくらい気づきましたか？ なぜ探偵は彼にとっての事実のすべてをチェックすることが重要なのでしょうか？（例えば，人はしばしば見かけにだまされるとか，最初に思えたことがいつも正しいとは限らないなど；あなたがもっと情報を収集しなければいけないとしても，あなたが正しい答えを得たかどうかを確認することは重要です）」

馴化

何度も繰り返していれば，避けていたことにも次第に慣れていくことを説明してください。繰り返すうちに，次第に恐怖は減ってくるでしょう。なぜなら，不安は永遠に続かないだけでなく，エクスポージャーをするたびにそれが減っていくことを学ぶからです。不安が減っていくもうひとつの理由は，自分が恐れ避けていた状況が，実際には安全であり，それを避ける現実的な理由がないことを理解するようになるからです。以下のような対話を使ってもっと詳しく説明をしてください。

「処理することに"慣れていく"とはどういうことでしょうか？ いつも避けている状況に不意に出くわしたら，あなたはおそらく，まず不安や恐怖を感じるでしょう。心臓がドキドキするかもしれませんし，手のひらに汗をかいたり，震えたり，すぐにその状況から離れたいと思ったりするでしょうね。けれども，もし，あなたがその状況にとどまり続けたら，驚くべきことに，しばらくするとあなたの不安は減ってくることに気がつくと思いますよ」

馴化の過程を表すために，不安のレベルを示したグラフを使うのが役立ちます。図8.1は，横軸が時間の経過を，縦軸が患者の不安のレベル

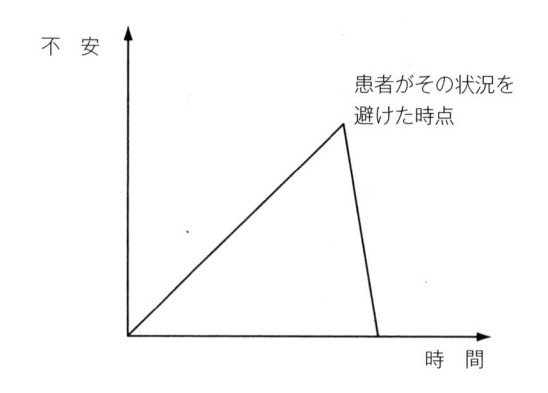

図8.1　短期間では回避は不安を減少させる

を表しています。怖い状況に直面したときにどんなことが起こると思っているのかを，患者にたずねてください。紙やホワイトボードに自分の不安のレベルを書いてもらってください。可能ならば，大抵の場合，時間とともに不安が増大し，そこから離れることでそれ以上不安を感じないよう，その状況を回避しているのだと伝えましょう。

　もし，患者が状況を避ける傾向があるのなら，以下の説明を用いて，その状況にとどまることが重要であることを強調してください。

　「不安を起こさせる状況を避けたいと思うのはもっともです。でも，そうすることであなたは，実際にはその状況を悪くしてしまっています。もしいったん不安が大きくなり始めたところでそこから逃げてしまったら，逃げることで何か怖いものから自分を救ったという間違った結論を出してしまいます。その結果，次にそのような状況に出会ったときに，あなたはもっと不安になり，またそこから離れるでしょう。こうして回避のサイクルが続いてしまうのです」

　患者に，学習プロセスは段階を追って進むことを説明することが重要です。最初のエクスポージャーでは，不安はほんの少し減少するか，全

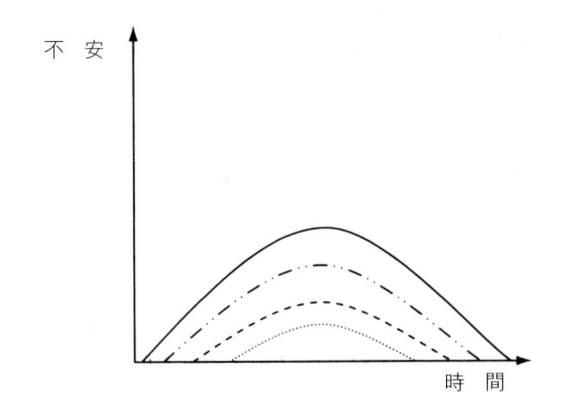

図 8.2　エクスポージャーがうまくいった場合の不安の馴化

く減少しないかもしれません。しかし，繰り返すうちに，患者の不安は減っていきます。もうひとつのグラフ（図 8.2）を使ってこのことを説明してください。最初のエクスポージャーでは不安のピークはまだ高いかもしれませんが，次第にピークは低くなっていくという事実を必ず伝えてください。次第に不安のピークがなくなり，患者は，落ち着いて自信をもって，恐ろしかった状況に対応できるようになります。

エクスポージャーが不安の軽減に役立つ別のやり方

　実際には安全だけれども，トラウマに関連しているために不安を生じさせるような状況に立ち向かうことで，その状況が実は危険ではなかったことがわかるということを説明してください。もし患者が，向き合わずに回避し続けたら，患者はその状況が危険であると信じ続けることになるでしょう。エクスポージャーは，患者がその状況は安全であると思えるために必要な"証拠"を提供するのです。
　不安がとても不快で決してなくならないと思い込んでいるので，トラウマに関わる状況を避けてしまう人がいることも説明します。そういう人でも，その状況に向き合ってとどまり続けるうちに不安が減少するこ

とを体験すれば，不安とは一時的なもので，恐ろしいと思えた状況に繰り返し向き合うことでなくなるものだ，ということがわかるでしょう。

　おそらく最も重要なことは，不安を喚起するような状況に向き合うことによって，トラウマに関わる恐怖を克服し，気分が良くなり，悩まされていたPTSD症状を克服するだけの能力が自分にはあると感じられることです。患者は，過去には楽しんでいたけれどトラウマが原因でやめてしまっていたことができるようになるでしょう。つまり，患者は本来の生活を取り戻す歩みを始めるようになるのです。

現実エクスポージャーの方法を説明する

　治療者は，以下の話を使って，現実生活での実験で用いられる方法について説明をすることができます。

　　「あるとき，波打ちぎわに小さな男の子がいました。男の子は砂浜に穴を掘って遊んでいましたが，そのとき大きな波がやってきて，波に飲みこまれてしまいました。とてもびっくりして，すっかり恐ろしくなった男の子は泣いてしまい，家に帰りたいと思いました。次の日になっても，もう浜辺になんか行きたくない，と男の子は思いました」

　患者にこの少年の恐怖を解消するのを手伝うためにどのようなことをしたらよいかについてたずねてください。そして，次の話を続けて説明してください。

　　「男の子が怖くなくなるように，お母さんはそれから何日も，男の子を浜辺まで散歩に連れていきました。はじめ二人は，水から離れた乾いた砂のところを歩きました。お母さんは男の子の手をにぎり，それから二人は，だんだん水の近くを歩くようになっていきました。そ

の週の終わりには，男の子は水のところを一人で歩けるようになりました。何度もやってみたり，勇気づけられたりして，男の子は水への恐怖心を克服することができたのでした。そして再び，砂浜で遊べるようになりました」

現実エクスポージャー不安階層表

　（先ほどの話の）少年が何を学んだのかについて患者と話し合ってください。患者が不安を克服するのを助けるために，同様のやり方を行うことを説明してください。治療者と患者は一緒に，トラウマに関連する恐怖のために患者が避けている状況のリストを準備します。そのとき，治療者はこれらの状況を見て，どれが一番大変で，どれが簡単かを見極めます。次のような説明を使って，不安階層表を示してください。

　「これからの治療では，一緒に，あなたが避けていることのリストを作りましょう。難しいものもあるし，簡単なものもあります。『現実生活での実験』を練習することは，階段を登るようなものです。最初の段階は，一番難しくない状況から始めます。それは，階段の一番下の段のようなものです。次の段階では，より難しいものを行いますが，低いところから高いところへ1つずつ登っていきます。時間と練習，励ましによって，あなたは，恐怖に打ち克つことができ，再び多くの物事を楽しむことができるようになるのです」

ストレス体温計

　次に患者の注意をワークブックの第6章にある「ストレス体温計」記録用紙へ向けてください。患者が，避けている状況のリストを作成したら，治療者は，患者がその状況に対してどのくらい動揺や恐怖，悲しみを感じるのかについて測定する必要があることを説明してください。この体温計をどのように使うのかについて，以下の対話を参考にして説明

してください。

「体温計には0から10の目盛が刻まれています。10は，とても動揺したという感情で，あなたが人生で感じた最悪のものを指しています。0は，まったく動揺がない状況です。10のときには，あなたはドキドキしたり，震えたり，胃がむかついたり，息が苦しくなったかもしれません。そのときにはとても怖かったことでしょう。0のときには，あなたは普通に呼吸して，とても良い気分でリラックスしているでしょう。そのときには，あなたは全く恐怖や不安を感じていません」

ワークブックのストレス体温計の説明を参照して，患者が現実生活での例を挙げて，それぞれの不安のレベルに対応する体温計の"目盛"を決める手助けをしてください。患者が思い出す最も不安な状況としてのトラウマがストレス体温計の一番上に来ることが多いでしょう。残りの目盛については，トラウマ体験に関係のない状況を考えるように患者を助けてください。というのは，目盛は，治療によって患者の不安が改善したときに，それと一緒に変わらないもののほうがよいからです。患者になじみのある現実のストレス体験を例にとってストレス体温計の目盛を決めることで，患者がエクスポージャー中の自分の不安をより正確に評価できるようになります。

不安階層表の考え方 (現実生活での実験：ステップ・バイ・ステップ)

以下に，よく見られるトラウマのタイプについてのエクスポージャーの一般的な例を挙げました。しかしトラウマというものは個人に特有の体験であり，同様にそのトラウマが作り出す回避もそれぞれの個人に特有であることを頭に入れておいてください。現実エクスポージャーの宿

題は，患者の日常生活で容易に体験できる様々な出来事に直面することです。その出来事は，客観的に見て極めて安全であると同時に，不安の引き金になるという理由で患者が避けているものでなくてはなりません。

性的・身体的虐待／暴力における例
  ・性的なことや暴力的なことを描いたもの（本，テレビ，写真など）
  ・他の人との身体的接触（抱きしめる，キスをするなど）
  ・加害者に似ている人
  ・トラウマのときに体験した匂い，音，光景（オーデコロン，酒，音楽，テレビ番組，服，個人の所有物など）
  ・加害者の写真
  ・警察，病院などトラウマを思い出させる場所
  ・家に一人でいること
  ・人ごみ
  ・公共交通機関
  ・暗闇
  ・見知らぬ人
  ・男性（もし加害者が男性なら）
  ・大きな声，どなり声
テロ攻撃の例
  ・突然の大きな音（ガラスが壊れる音など）
  ・警察官
  ・外国人あるいは外国語を話す人
  ・公共交通機関
  ・混雑したショッピングモールやお店
  ・広場など開かれた空間
交通事故，その他の事故

- 車に乗ることや類似の行動
- 突然の大きな音（ガラスが壊れる音など）
- 警察官
- トラウマ体験時と同じような車両
- トラウマ体験時と同じ道
- トラウマ体験時と同じような車の運転状況

自然災害
- 普通ではない天候
- サイレン
- （災害が起こったのと）同じ季節

突然死
- お葬式
- 病院
- 救急車
- 死に関連する状況（胸痛，首をしめられるような声など）
- 故人の写真
- 故人に属するもの
- 故人について話すこと

安全行動

　治療者が患者の毎日の生活での回避事項を同定しようとしても，患者が安全行動を取っているために，簡単にはわからない状況もあります。例えば，患者が公共交通機関を利用することを望んでいたとしても，それは患者がポケットナイフを忍ばせている場合に限ってかもしれません。特定の洋服やアクセサリーなどを身につけるなど，患者にとって「お守り」となっているものを探しましょう。また，仲の良い友達，親戚，兄弟など，客観的には安全性を増すわけではないけれども気持ちのうえでその存在が安心感をもたらすような"安全な"人，バスや車の決

まった席に座るなどの儀式的行動，また武器の携帯，お金や財布を持ち歩かないなどといった防衛的行動がないかどうか調べてください。こうした安全行動を取り去ったものが，不安階層表のエクスポージャー項目になります。患者は，安全行動なしですべての項目に向けて努力しなくてはなりません。

エクスポージャーの種類

治療者が不安階層表（現実生活での実験：ステップ・バイ・ステップ）を作成する際に，以下の3種類の活動をリストに含めるように注意してください。

1. 患者が実際よりも危険だと認知している活動

これらの活動は，トラウマ体験の後，また別のトラウマに遭遇してしまうのではないかという恐怖をしばしば起こさせるものです。このタイプのエクスポージャーは，トラウマに特有のこともあります。例えば，交通事故の後で車に乗ることや，暴力被害の後，安全な状況で男性と話すなどです。また，ごく一般的な性質のものもあります。例えば，多くのPTSD患者はトラウマの種類と関係なく，人ごみや，一人でいることを避けています。

2. トラウマを思い起こさせる状況

トラウマとなった出来事の記憶を思い起こさせるような人，場所，物などについて，これらの記憶が恐怖や恥，無力感などの不快な感情と結びついているために避けてしまうものです。これらには，多くの種類のトラウマを呼び起こすきっかけが含まれます。例えば，トラウマが起こった日と同じ／同じような服を着ることや，トラウマが起こったときにそこで感じた匂いをかぐことや音楽を聴くこと，トラウマのときにそこにいた人（その人たちが直接トラウマに巻き込まれていなくても）と

接触することなどが該当します．思い出させるきっかけとしては，単にトラウマの詳細について話をすることなども含まれます．

3. 楽しみが増したり，自分の能力を確認できるような状況や活動

これらの活動や状況は，トラウマに関連するということだけではなく，患者が興味を失ってしまったために避けてしまっていることです．この種の課題は，"行動活性化"と呼ばれ，特にトラウマの後に抑うつ的になったり，ひきこもってしまっている青年の役に立つものです．これらのエクスポージャーには，スポーツ，クラブ活動，趣味，仲間との接触，家事のような家での役割，その他のトラウマ後無視するようになってしまったような楽しいかつ重要な活動が含まれます．このタイプの行動活性化は，たとえその体験が不安を引き起こさなくても，不安階層表（現実生活での実験：ステップ・バイ・ステップ）に入れられるものですが，それは興味の喪失や感情の麻痺のために避けられているのです．これらの項目は，不安階層表の下段に評価され，治療の比較的早期に取り組まれるものです．

現実生活での実験の危険性

患者の中には，現在彼らが実際に避けている状況が，どれくらい危険なのだろうかと聞いてくる人がいます．その問題について患者と，また必要であれば患者の親とも話し合い，以下のような基準に従って検討してください．

1. 同じような青年と比較した場合，その行動は社会のルールに基づいた行動であるか？

例えば，犯罪のリスクの高い近所での活動であれば，エクスポージャーとしては，患者の家族や友人にとっても規範的と考えられる行動を選んでください．例えば，公共交通機関を利用する，昼間に友人と会

うなどの行動です。夜，一人で外を歩くなどの行動は，社会のルールから外れているので，そういったものを選んではいけません。

2. それを回避することで，どの程度患者の生活が制限されているのか？

公共交通機関を避けるということは，トラウマ以前にそれを使っていなかった患者にとっては，受け入れやすいものかもしれません。このことは，患者が住んでいる地域や公共交通機関なしでの移動性の程度によって違います。もしこれらの基準について質問した後で，患者が制限されて困っているけれども，規範的ではないとあなたが確信するのであれば，患者と危険性の問題について話し合ってください。

3. 危険の程度はどのくらいか？

患者が危険の可能性について現実的に評価できるよう手助けをしてください。例えば，患者が事故に遭うのではないかという恐れから自動車に乗るのを完全に避けている場合，患者や他の人が過去に車に乗って安全であった回数について一緒に検討してください。もし，その活動が客観的に見て危険であったり，違法なものである場合（例えば，スピードを出して運転する，薬物を使う，飲酒運転をするなど），それが仮にトラウマに関連した不安を喚起するものであったとしても，「現実生活での実験」に含めるべきではありません。

このように話し合うことをモデルとして，患者は新しい状況に対しても，それを回避することが安全や社会のルールに基づいた合理的なものなのか，それともトラウマの恐怖に基づいた不合理なものなのか，そしてその恐怖には向き合うべきなのかが，わかるようになります。このことはまた，他のタイプの疑問があるような行動や状況を検討するモデルともなります。このような行動や状況としては，薬物乱用や外出禁止違反，不適切なインターネット上での関係，制限速度を超えた車の運転な

どの危険の高い行動などがあります。青年の中には，治療中にこうした危険な行動を打ち明けることがあります。セッションの中でこういった行動が語られた場合には，たとえトラウマに関係なくても，この章で紹介している合理的な危険性の評価を行うことで，この問題を比較的容易に話し合うことができるでしょう。危険性についての基準（社会のルールに従った行動，それに伴う制約とリスク）を共有することで，少なくとも治療の間は，このような行動を止めることについて患者と合意することが可能になるでしょう。

不安階層表の作成（現実生活での実験：ステップ・バイ・ステップ）

　さて，患者が避けてきたすべての状況のリストを作る準備ができました。不安階層表（現実生活での実験：ステップ・バイ・ステップ）を作成するために，ホワイトボードか，ワークブックの中にある「現実生活での実験：ステップ・バイ・ステップ」記録用紙を使って，患者が避けているすべての状況のリストを作ってください。図 8.3 と図 8.4 の完成した不安階層表の例を参考にしてください。

　不安階層表を作る段階では，回避に向き合う適切な方法が明らかであるかどうかとは関係なく，すべての回避を取り上げてください。計画づくりの最後のほうでは，直接かつ安全に回避に向き合う方法を見つけるために患者と話し合ってください。そのやり方は，この後で紹介します。

　もし患者が，回避している状況を思いつかないようであれば，今までのセッションで集めた情報，特に情報収集モジュールやよく見られるトラウマ反応モジュールを使って，回避についての会話を始めてください。また，今までに話されたことに基づいて特定のトラウマに対する回避の一般的な項目を提示することもできます。例えば，テロの被害に遭った場合では，公共交通機関を利用することができるのか，ショッピ

ングモールやレストラン，その他公共の場に行けるのかをたずねます。性暴力の被害であれば，夜一人で眠れるのか，男性と話すことができるのかなどをたずねます。

　患者が避けている状況の中には，エクスポージャーの課題としては役に立たないものもあります。例えば，性暴力被害に遭った10代の人は，よく知らない男性と話すことを避けているかもしれません。また別の例では，加害者がそのときアルコールの臭いをさせていたということで，お酒の臭いを避けているということもあるかもしれません。交通事故の被害者では，ガソリンの臭いを避けているかもしれません。現実エクスポージャーで知らない男性と話したり，お酒やガソリンの臭いをかぐようにすることは，不安に立ち向かううえで合理的でも安全でもありません。治療者は患者にその活動を繰り返し，比較的長い時間行うことをさせるわけですから，なおさらです。このような状況に対しては，安全で有効な方法で不安を喚起するために，少し創造性を発揮してみましょう。最初の状況では，ショッピングセンターや商店街に行って，男性店員に道を聞いたり買い物の手伝いを頼んだりすることを提案できます。患者は店から店へと移動して，短い時間のエクスポージャーを繰り返すことができます。見知らぬ男性とその場にふさわしい接し方でわずかな時間，接触することになりますが，危険はありません。100%の安全はあり得ませんが，商店街の店員と短く話をすることは，道を歩いていて見知らぬ男性に遭遇したり，その人たちとさらに話をするほどのリスクはありません。

　お酒の臭いについてのエクスポージャーをするときには，親や責任ある大人に洗面タオルやラグにお酒の臭いをつけるようにお願いする必要があります。患者が自分でお酒の瓶を持たなくとも，お酒のしみこんだ布の臭いをかぐことができます。同様に，ガソリンをポンプで入れて，その後に手に残る臭いを使えば，ガソリンのコンテナから有害な臭いを直接吸い込むような健康にリスクのあることをせずに，ガソリンの臭いをかぐことができます。

現実生活での実験：ステップ・バイ・ステップ

これまであなたが避けてきた状況を書き出してみましょう。そのあと，ストレス体温計を使って各状況の点数をはかってください。治療を終えるとき，最後にもう一度それぞれの状況の点数をはかります。

現実生活での実験	最初の点数	最後の点数
事故のことを友人に話す	5	1
バスの前のほうの席に座る	6	2
シートベルトをしめる	5	0
車の助手席に乗る	7	1
人がたくさんいる通りを歩く	4	2
サイレンの音を聞く	6	0
時速40kmから50kmくらいの速さの車に乗る	9	2
病院の中，特に緊急治療室の辺りにいる	6	2
夜，車に乗る	10	0
タートルネックを着る。マフラーを巻く（息苦しく感じる）	7	0
大きなトラックやバンで近所を走る	10	1
ガソリンの臭いをかぐ	9	1

図8.3 交通事故にあった人の不安階層表記入例

現実生活での実験:ステップ・バイ・ステップ

これまであなたが避けてきた状況を書き出してみましょう。そのあと,ストレス体温計を使って各状況の点数をはかってください。治療を終えるとき,最後にもう一度それぞれの状況の点数をはかります。

現実生活での実験	最初の点数 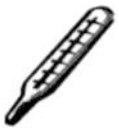	最後の点数 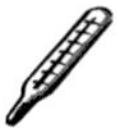
男性の集団の近くにいる	9	2
一人で歩く	8	1
バスで男性の隣に座る	10	2
暗闇で寝る	7	0
ドアをロックしないで入浴する	8	2
家に一人でいる	6	1
煙草の匂いを嗅ぐ	9	2
詩を書く	4	0
知らない男性と話す	10	2
誰かが加害者の名前を話すのを聞く	7	1
一人で店に行く	5	0
ショートパンツをはく	6	1

図8.4 性被害にあった人の不安階層表記入例

リストの項目に点数をつける

　患者と回避状況のリストを作成したら，リストのそれぞれの項目について不安のレベルの点数をつけてください。エクスポージャーの間に十分な不安のレベルに達するためには，回避状況に対して実施する時間や一緒にいる人などの特性を組み合わせて点数をつけてください。例えば，親とショッピングモールへ行くのは6点かもしれませんが，一人で行く（こういう課題が適切な年齢であれば）場合では8点かもしれません。リストのそれぞれの状況を比較してみて過剰な点数にならないようにしてください。例えば，「学校に行くのと，部屋で眠るのとどちらも9点ですね。より怖い状況はどっちですか？　事件のときと両方とも同じくらい怖いですか？　もっと怖いものはありますか？　事件ほどは怖くない状況を見つけるために，もう少し怖くなさそうなものの点数をつけてみましょうか？」と聞いてみましょう。点数がすべてついたら，「現実生活での実験」にどのように使うかについて患者に説明してください。

　「『現実生活での実験』は4～5点の状況から始めて，その後もっと点数の高い状況にとりかかるようにしていきます。実験の間は，あなたはそこに少なくても30～45分か，あるいは不安が半分くらいのレベルに下がるまで（例えば，ストレス体温計が8から4になるまで）とどまっていなくてはなりません。少なくとも少しは，あなたが不安が減ってきたと感じるまでそこにいることがとても大切なのです。もし，最初は不安が全く減らなかったり，場合によってはむしろ増えてくるように感じられたとしても，以前お話ししたように，"不安は波のようなものだ"ということで理解すればよいのです。もしあなたが，その状況に十分とどまることができたら，不安は自然に治まってくるでしょう。人によっては，最初の実験では不安は少ししか減らないかもしれません。実験は繰り返し，続けて行うことが大切で

す。2，3回実験したあとから，不安が減ってくるからです。自分の不安が減っているのか，増えているのか，それとも変わらないままなのかを知るために，実験のたびに，不安の点数を見直していくことが大切です」

　患者がリストのすべての項目に非常に高い得点をつけることもしばしばあります。そうすると，最初の実験を始めるのに適当な活動を見つけることができません。そのような場合には，患者の不安のレベルを下げるように状況を変えるのがよいでしょう。例えば，夜よりは昼のほうが怖くないとか，他の人がいれば耐えられるというようなことがあります。ある意味，患者がリストの1つの項目についてミニ不安階層表を作るのを手伝うとも言えます。次の例をみるとわかりやすいでしょう。この例はワークブックにも載っています。

例：高速道路で車を運転する[訳注9]

　"高速道路で車を運転する"という不安階層表の項目に対するミニ不安階層表は以下のようになります。

1. コーチ（友人や家族など）が運転する車に乗り，近所の郊外をドライブする。
2. コーチを乗せて自分で運転して近所の郊外をドライブする。
3. コーチを乗せて自分で運転して複数の車線がある市街地をドライブする。
4. あまり混んでいない時間帯に，コーチが運転する車に乗って，高

訳注9）これは米国での例である。治療の実際がわかるようにそのまま訳出したが，「現実生活の実験」課題は，安全に配慮し，患者の生活状況に合わせて，検討していただきたい。

速道路をドライブする。
5. あまり混んでいない時間帯に，コーチを乗せて，自分で運転して高速道路をドライブする。
6. 混んでいる時間帯に，コーチを乗せて，自分で運転して高速道路をドライブする。
7. 混んでいる時間帯に，自分一人で運転して高速道路をドライブする。
8. とても混んでいる時間帯に，自分一人で運転して高速道路をドライブする。

この例では，患者が徐々に高速道路を運転できるように，順番に状況が設定されています。患者は今の状況でのピークの不安が，最初につけた得点の半分以下にならない限り，次の状況には進めません。

セッション中に治療者と患者が一緒に行うエクスポージャー

　可能であれば，患者に馴化が起こるまでその状況にとどまるのを後押しするために，最初の現実エクスポージャーは治療中に，治療者が付き添って行ってみてください。もし，患者と一緒にエクスポージャーを行わないのであれば，次のセクションに進んで，患者が宿題としてエクスポージャーを行う準備をしてください。

　不安階層表（現実生活での実験：ステップ・バイ・ステップ）には，セッションの中で行えるような項目が含まれていることがあります。例えば，なじみのない人と一緒に部屋で座って待つとか，クリニックの外の通りを横断するとか，怖くなるような音を一緒に聞くとか，壁に近づかないで廊下の真ん中を歩くなどです。もし治療者が，そのような課題をリストの中から選ぶことができれば，このセッションで，最初の課題

を一緒にやってみてください。その後で，患者にさらに別の課題も選んでもらって家で宿題としてやってもらってください。セッション中にエクスポージャー課題を一緒に行うことで，患者の安全行動や他の回避に関する重要な情報を得ることができます。患者が特に不安そうであったり，教示をよくできないようであれば，治療者はセッションのすべての時間を使って同席でのエクスポージャーを行ってもよいでしょう。

適切だと思われる場合には，親にもエクスポージャー課題を一緒に行ってもらってください。これは，親がエクスポージャー中にどのように患者を支援したらよいかというモデルを示すためです。治療者は，親と同席のエクスポージャーを行うにあたり，患者に以下のような説明をしてください。

「このセッション中に，私たちはあなたと一緒に，最初の『現実生活での実験』をやってみます。あなたの不安や，あなたが怖くなったときにどのようなことが起こるのか理解できるように，私があなたに付き添いたいと思います。また，この実験中にするべきことをすべて，あなたが理解できているのかどうかも確認したいと思います。そうすれば，あなたが一人で宿題の課題を行うときにも，この最初の実験を思い出して，手順を確認できるでしょう」

（もし親がその場にいるときには）「親御さんには，宿題で『現実生活での実験』を行う際に，お子様をどのように手伝うのかを学んでいただきたいので，このセッションに参加していただければと思います」

セッション中に現実生活での実験を行う

不安階層表から4〜5点の状況を選んで，45分間実験を行ってください。以下のような説明を行い，患者に「現実生活での実験」の準備をさせてください。

「実験を始めるとすぐに，あなたは，最初に不安やおびえを感じることと思います。私たちが選んだ状況をあなたは怖いと感じるかもしれないけれども，実際には危険ではないことを思い出すことが大切です。私たちは一緒にこれに取り組んでいきますし，私はあなたを手助けするためにここにいます。45分のあいだ数分おきに，またこの実験の最後に，不安の点数をつけてください。この実験から，何を学んだかを話し合ってみましょう。もしこの状況があなたにとって少しも怖くないことがわかれば，別の実験を選んでみましょう」

　実験の間5分おきに，患者に不安のレベルをたずねてください。そして，「現実生活での実験」記録用紙に，実験の前と後，最も高かったときの点数を記入してください。図8.5と図8.6の例を参考に，記録用紙に記入してください。実験の最後に，患者と実験のことについて話し合ってください。この課題を行ったことについて患者をほめてください。

エクスポージャー後の処理

　もし，実験の間に不安のレベルが顕著に低下したら，予想した通りに不安が低下したということを患者に示してください。患者に不安は練習するに従って下がり続けるので，宿題を続けるべきだということを思い出させてください。もし，不安のレベルが変わらないか，増えてしまうようだったら，不安が目に見えて減少するまで，数回のエクスポージャーの繰り返しが必要になることもあると伝えてください。よい結果を得るために宿題を続けるよう励ましてください。患者がそれを簡単に，持続して行えるように支えることが極めて大切です。エクスポージャーの終わりに，実験をしてもまったく不安は減らなかったと感じている患者がいるかもしれません。けれども，実験の間の不安の点数は下がっていることもあります。その場合には，患者が期待したほどは下がっていなかったということでしょう。

患者によっては，実験の価値を低く見積もったり，不安が十分喚起されなかったという場合もあります。そのような場合には，不安階層表に戻り，怖いと思っていた別の課題も予想より簡単かもしれないという点を患者に指摘することが重要です。

エクスポージャーの宿題の準備

最初のエクスポージャーの宿題にあたっては，4～5点の状況で，患者が毎日実践できるものを選んでください。治療の最後まで，不安階層表に挙げられたすべての状況を練習するように伝えてください。もし，練習中に問題（時間がない，プライバシーを保てる場所がないなど）が発生する可能性があるようだったら，この問題をどのように乗り越えるのか，あるいは別の課題を選ぶのかを患者と話し合ってください。ワークブックに挙げられているエクスポージャーの教示を振り返ってください。そこには，「現実生活での実験ですること，してはいけないこと」についての説明があります。その状況にとどまることの重要性については，以下のように説明してください。

「実験の練習では，最初は不安や恐怖を感じるかもしれません。例えば，心臓が強くドキドキしたり，手に汗をかいたり，震えてくるかもしれません。あなたはすぐにその状況から逃れたいと思うかもしれません。しかし，実験を成功させて恐怖を克服するためには，30～45分，あるいは不安が減少するまで，そこにとどまることが必要なのです。ストレス体温計の目盛が半分になるくらいにあなたの不安が減少したら，実験をやめて，他のことをしてもかまいません」

現実生活での実験

現実生活での実験の前と後に，ストレスの点数を記入してください。また，実験中に体験した最も強いストレスの点数も書いてください。

注意：30～45分間，もしくはストレスの点数が半分になるまでその状況に留まってください。

状況： 車に乗る（お母さんの運転する車で，学校まで）

日にち＆時間	前	後	最高
4/17　8時	8	8	9
4/19　8時	8	6	8
4/21　8時	6	5	6
4/22　8時	4	3	4
4/23　8時	3	3	3

状況： お昼のときに友達と一緒に座る（事故でできた傷を隠さずに）

日にち＆時間	前	後	最高
4/17　12時	10	4	10
4/18　12時15分	6	3	6
4/19　12時	4	3	5
4/20　12時	2	2	2
4/21　12時15分	2	2	2
4/22　12時	2	1	2

図8.5　交通事故にあった人の記入例

現実生活での実験

現実生活での実験の前と後に、ストレスの点数を記入してください。また、実験中に体験した最も強いストレスの点数も書いてください。

注意:30〜45分間、もしくはストレスの点数が半分になるまでその状況に留まってください。

状況： 近所を歩く

日にち&時間	前	後	最高
7/12　5時	8	4	9
7/13　5時	6	3	6
7/14　6時	5	3	5
7/15　4時	3	2	3
7/17　4時	2	1	2

状況： スカートをはく

日にち&時間	前	後	最高
7/12	10	8	10
7/13	8	6	9
7/14	8	5	8
7/15	5	3	1
7/17	3	1	3

図 8.6　性被害にあった人の記入例

患者に対して，もし恐怖を感じている状態で実験をやめてしまったら，その状況が実際には危険ではないことを学ぶための情報や体験が得られなくなることを思い出させてください。その次も患者は同じ状況に対して，再び高いレベルの不安を抱いて向き合うことになります。しかしその状況にとどまれば不安は減少するので，患者はその状況に不安や恐怖を感じずに近づけるようになります。練習すればするほど，恐怖を感じなくなり，その状況を避ける必要がなくなるのです。

最初の練習では不安が減少しないことも多いのですが，何度もエクスポージャーを繰り返すうちに不安が減少することを患者に伝えてください。

体系的に課題を行うことの重要性

体系的に課題を行うことの重要性を患者と話し合ってください。その週に宿題の実験を行うときに，患者は決めたものとは違う実験をやろうとすることもあります。ひどい不安の原因となっている課題をやりたいとさえ思うかもしれません。しかし，もし突然9点の課題をやろうと決めたとしたらどうなるだろうかとたずねてください。患者の不安は非常に高くなってしまい，その結果，実験ができなくなることを説明してください（このようなたとえを使って説明してください；長期間練習せずにジムに行ったら，筋肉がけいれんを起こして，トレーニングを続けることができなくなる）。そうなったら，患者は失敗したと感じて，がっかりしてしまうでしょう。一方，患者が課題を調整したら，今度は，"こんなのは簡単"と思ってしまい，リストにある別の課題を，簡単すぎるからといってやろうとしなくなるかもしれません。このことは，患者が同じ"簡単"な状況を避けつづけ，治療の進行を妨げてしまう原因になります。

次に，患者にもし次第に5〜6点の課題に進んだらどんなことが起こると考えているのかをたずねてください。段階的に進んでいくことで，

患者は自信をつけ，不安は練習で減少することを理解することを強調してください。患者は，達成感を感じ，避けなくなるでしょう。

親を参加させる

　この時点で，親をセッションに呼び，現実生活での実験について簡単に説明して，子どもの宿題に親がどの程度参加するのかについて話し合ってください。患者が不安階層表を親に見せるのを承諾したら，親に見せてください。もし承諾しなかったら，承諾が得られたリストの項目だけを見せて話し合ってください。リストが階層的になっており，より不安の低いレベルの実験から不安の高いレベルの実験へと進んでいくことを説明してください。この過程は階段を一度に一段ずつ上っていくようなものであると話してください。親に，子どもが避けているその他の状況や場所，活動，人などがあるかどうかをたずねてください。もし新しい情報が得られたら，適切と思われる課題をリストに追加してください。

　子どもが現実生活での実験を行うにあたって積極的に親が支援するように，以下の説明を使って励ましてください。

　「お子様が宿題をやるときに，最初は不安や恐怖を感じることがあります。そのときには，親御さんがチアリーダーとなってあげてください。今日お帰りになる前に，お子様が親御さんに実験にどのように関わってほしいと考えているのかについて話し合いたいと思います。親御さんは，お子様に支持的に接し，『あなたは，恐怖に向き合うという大変なことをやっているのよ』とか，『とても大変だというのはわかるわ，でもこうすることは長い目で見て，あなたの気分が良くなるようにすることなのよ』などの言葉で励ましてください。お子様は，最初は親御さんがそこにいて見守ってほしいと思うかもしれませんが，次第に直接的に関わることが減っていき，最後には一人で全部

できるようになるでしょう。翌週以降もずっとお子様がこの実験をするときには，親御さんとお子様でやり方について話し合いながら進めてください。練習の間，苦痛の程度に点数をつけるために，ストレス体温計を使うことを思い出させてください」

　もし親が，現実生活での実験を手伝ってほしいと頼まれているのであれば，親にその手続きを理解しているのか，自分の役割に満足しているのか（例えば，患者が実験している間付き添う，宿題の約束を思い出させる，子どもが実験を行うのを励ますなど），親を呼んで手続きと役割について質問がないかたずねてください。親の役割は，患者が実験をやり遂げるのを手伝うことです。治療のペースを決めるのは患者と治療者であって，親のために計画を決めるのではないことを強調してください。実験は最初，患者にいくらかの不安を呼び起こすかもしれないこと，しかし最終的には，おびえたり動揺することなくその状況に参加できるようになることを，親にも思い出させてください。患者がリストの個々の状況を練習すればするほど，恐怖や回避がなくなっていきます。

宿 題

患者用
- ワークブックの第6章を読む。
- セッションの録音を聴く。
- ワークブックの「よく見られるトラウマ反応」記録用紙を完成させる。
- ストレス体温計を使い，ワークブックの「現実生活での実験」記録用紙に点数を記録する。
- 「現実生活での実験：ステップ・バイ・ステップ」記録用紙に，必要ならば回避状況を追加して記入する。
- 必要ならば，呼吸再調整法（リラックス呼吸法）の練習を続ける。

親用
- （治療で）話し合ったことに従い，「現実生活での実験」を手伝う。

第9章
記憶をくわしく語るモジュール
（ワークブック第7章を参照）

準備するもの

- 「記憶をくわしく語る^{訳注10)}セッション」記録用紙
- 「記憶をくわしく語る」記録用紙
- 録音機材

セッションの要点

- 宿題の振り返り
- 記憶をくわしく語ることの原理の説明
- 記憶をくわしく語る効果についての話し合い
- 患者にトラウマを詳しく語ることのコーチをする
- 過剰なあるいは不十分な感情的関わりの問題についての解決
- トラウマ記憶を処理するのを助ける
- 患者の役に立たない思考や信念の同定を行うのを助ける

訳注10) ここで述べられているのは，主として成人向けのPEで想像エクスポージャーと呼ばれている技法のことである。若年者に合わせてわかりやすい表現となっている。

- 親とのミーティング
- 宿題の割り付け

概　要

　このモジュールでは，患者は記憶をくわしく語ることによって，2つめのエクスポージャーを行います。記憶をくわしく語ることは，いろいろな形で行うことができます。最もよく用いられるのは，想像エクスポージャーです。患者が記憶を言葉で詳しく語ることができない場合には，治療者は記憶を書いたり，様々な絵に描いたり，普通に話してみるなどの他の方法を提案することもできます。エクスポージャーの後，記憶の感情について処理したり，必要に応じて役に立たない考えを検討したりするための時間を取ります。

　このモジュールは原理説明の部分を除いて，患者の効果が見られている限りは，最低でも2回以上の追加のセッションを使って，繰り返して行ってください。一般的に，青年は大人に比べて集中の時間が短いかもしれません。長すぎるエクスポージャーは避けて，エクスポージャーの間注意を集中していられるようにしてください。エクスポージャーの間，患者の反応をよく注意して観察し，患者が表現する苦痛の程度を手がかりとして，最悪の場面がどこかを記録してください。患者が全体の記憶にあまり不安を感じなくなってきたら，「最悪の瞬間」モジュールに進んでください。

宿題の振り返り

　患者がどのように「現実生活での実験」を行ったかを話し合ってください。「現実生活での実験」記録用紙を振り返り，ストレス体温計を使って何か問題がなかったかをチェックしてください。

記憶をくわしく語ることの原理

　「治療原理」モジュールで始めたエクスポージャーの原理についての話し合いを続けてください。これから用いる技法は，患者が恐れているトラウマに関する記憶や，思考，感情に向き合うことで，恐怖や動揺を少なくすることを学ぶものだということを話してください。以下のような説明を用いて，回避を取り上げてください。

　「私たちは，あなたがトラウマを思い出すと不安や悲しみ，怒りなどの感情が湧き起こるためにそのことを考えるのを避けているという事実について話し合ってきました。そのトラウマ体験は恐ろしい出来事で，今もあなたはそのことが呼び起こす苦痛を避けようとして，その記憶を遠ざけようとしています。あなたは自分にこう言い聞かせているかもしれません。『それについて考えるな』とか，『時間がすべてを癒してくれる』『それを忘れてさえいればいいんだ』などです。あなたの友達や家族もまた，あなたに過去を捨てて未来に向かいなさいと話しているかもしれませんね。しかし，あなたもわかっているように，記憶から距離をとろうとすればするほど，あなたはその体験につきまとわれるようになります。あなたを脅かすような考えや感情は湧き起こり続けていますね。実際にはトラウマは，あなたにとっては終わっていないのです」

　患者に治療全体の目的，特に記憶をくわしく語ることの目的は，トラウマに関する記憶を怖がったり，恥ずかしがったりすることがなくなることだと説明してください。目標は，不快なイメージとともにいて，そこから逃げずにいることです。もし患者が自分の頭からイメージを押しのけようとしなければ，やがて不安は減少するでしょう。すでに患者が

「現実生活での実験」で体験したことと同じプロセスです。患者に対して，トラウマを想起させるような記憶や考え，イメージ，感情などを避けたいと思うことは正常であるが，それを避けようとすればするほど，生活を乱すことになることを話してください。この技法は，患者が記憶にコントロールされるのではなく，患者が記憶をいかにコントロールするのかを教えます。以下のようなたとえを用いて説明してみましょう。

「トラウマ体験は，記憶という一冊の本の中に記されたお話のようなものです。あなたはその本を閉じたまま，決して読もうとしません。しかしそうしたところで，その本はひとりでに開き，突然別のページの恐ろしいことが書かれた箇所に移ってしまいます。するとあなたは，自分の意思に反して，思わずそれを"読んでしまう"ことになります。この治療の目標は，あなたがその本を始めから終わりまで何度も読んで，順番通りにページを並べられるようにすることです。そうすることで，将来あなたは好きなページを開いて読んだり，さっと目を通したりすることができるようになります。あるいは，その本を閉じたままにしておくということもできますが，それは怖いからではなく，退屈だからそうするまでのことです」

患者に，今まで記憶を避けようとしてきたことは役に立たなかったことを思い出させてください。なぜならPTSDの症状があるために，患者はトラウマを体験する前よりも今は苦しさを感じているからです。患者に，トラウマについての思考をいつも避けようとしてきていなかったか，たずねてください。そのようなやり方は，ほとんどの人にとって役に立たないことを強調してください。

思考停止実験（任意）

もし患者が，考えを追い払っておくことの難しさを理解できていな

かったり，実感できていないようであれば，次のような思考停止実験をしてみましょう。

　「あなたがものすごく苦労して何かを自分の頭の中から追い出したとしましょう，それはしばしばそれを浮かび上がらせるように見えます。ひとつ実験をしてみましょう。
　まずはリラックスしてください。頭に思い浮かぶことを，何でもよいので考えてみてください。欲しいものなど，何でもかまいません。ただし，小さなピンクの象のことは考えないでください。ほかのこと，たとえば何か動物のことを考えてもよいですし，もしくは何も考えなくてもかまいません。ただし，小さなピンクの象のことは考えないでください。もし小さなピンクの象についての考えや映像が頭に浮かぶときは，できるだけ追い払うようにしてください」

　2, 3分待ってから，患者に小さなピンクの象を頭の中から押しやることが難しかったかどうかたずねてください。恐ろしい記憶を押しやろうとすることも，ピンクの象についての考えを押しやろうとすることと同じだと説明してください。数分かけて，この実験は思考を避けようとすると，かえって考えてしまうことを示していることについて話してください。このことが自分の状況にどのように関連しているかを患者が話せるようにしてください。

記憶をくわしく語ることの効果

　トラウマの記憶について詳しく語ることは，次のような様々な仕方で，トラウマに関する問題からの回復に役立つことを説明してください。

記憶を消化する

　恐怖の記憶を避けることは役に立たないので，それを消化することを学ばなくてはならないと話してください。次のような説明を使ってその過程を示すとよいでしょう。

　　「このように考える人もいます。食べすぎて消化ができなくなっているとしましょう。これはとても気持ち悪いと思いませんか？　お腹はゴロゴロ鳴っていて痛みもあるかもしれません。でも消化してしまえば気分はよくなります。それと同じように恐怖の感情や悪夢，動揺させる考えなどは，自分の頭でよく消化できていないために起こってくるのです。トラウマの記憶を詳しく語ることで，それを消化し始めるようにできますし，あなたはもう悩まされなくなるのです」

　記憶を詳しく語ることの目的は，人生を台無しにするような強い不安を感じることなく，患者がトラウマについて考え，話し，しっかりと見ることであると説明してください。この過程では，もし治療をしていなければ避けていたはずの，不安を引き起こし続けていた記憶に向き合わなくてはいけません。これを適切に行うためには，患者はこの過程を何度も何度も，毎回記憶の範囲を広げながら繰り返して行わなくてはなりません。もう一度繰り返す前には，何か質問がないか患者に聞いてください。
　患者には，「現実生活での実験」の過程と同じであると伝えてください。患者は初めて記憶を詳しく語るときには不安が増すかもしれません。そのような不快な記憶は最初は苦痛をもたらすかもしれませんが，それは自然なことです。しかし，トラウマを今までのように避けるのではなく何度も思い出しているうちに，記憶そのものは自分を傷つけないことや，不安は時間とともに減少していくことがわかるようになります。

その他の良い効果

次に，記憶を詳しく語ることがトラウマの処理を助けるのには，他にどのようなやり方があるのか，患者と話し合ってください。次のような説明を行ってみましょう。

区別すること

「記憶にさらされることによって，トラウマそのものとトラウマの記憶を区別することができるようになります。たとえトラウマのことを考えている場合でも，トラウマが起こったのは過去のことであり，今のことではないのだと理解できるでしょう。トラウマを体験しているときには，実際に危険があり，不安や恐怖を感じる理由がありましたが，トラウマを思い出すことは危険ではありませんし，記憶に対して，あるいはトラウマを思い出すことに対して，恐れたり不安に感じる理由はないのです。トラウマを詳しく語ることによって，記憶にはあなたを圧倒するような力はないことを学ぶことができます。それは単なる記憶にすぎないのです」

記憶を体系化する

「何度も何度もストーリーを語ることは，記憶を体系化し，トラウマを消化するのに役立ちます。記憶にとどまることによって，あなたはトラウマを理解しはじめ，それほど混乱や危険を感じなくなるでしょう。こういうやり方で，いろいろなことを学びはじめます。あなたがすぐに学ぶことのひとつは，トラウマのストーリーを思い出したり語ったりすることであなたが傷つくことはないということです」

記憶に馴れる（馴化）

「トラウマの記憶をくわしく語ることを続けると，不安は減少します。不安は永遠に続かないことや，恐怖と不安を止めるために記憶か

ら逃げる必要がないことがわかるでしょう。トラウマを思い出し，詳しく語ることを繰り返せば繰り返すほど，こうした処理の仕方がうまくいくようになります。繰り返して想起することは，記憶に馴れ，不安を減らすうえで必要なのです」

コントロールを取りもどす

「トラウマの記憶を思い出して不安になると，自分が"バラバラ"になったり，頭がおかしくなってしまうのではと思っていますね。コントロールを失うという恐怖はよくわかりますし，自然なことですが，記憶を詳しく語ることによって不安が一時的に強くなっても，あなたが"バラバラ"になることはないし，おかしくなることもないことがわかると思います。実際，あなたが記憶を詳しく語れば語るほど，記憶を自分でコントロールできると感じるようになります。不安に対しても，それ以外の人生の困難に対しても，それを乗り越える力があることに気づくでしょう」

患者に質問をして，トラウマの記憶を詳しく語ることがなぜ役に立つのかを理解しているかどうか，確かめてください。トラウマを詳しく語る練習へと進む前に，患者の疑問に答えるようにしてください。

トラウマの記憶をくわしく語る

家で宿題として聴くために，患者がトラウマについて話したことは，毎回録音をしてください。トラウマについての録音は，セッションの他の部分とは分けておくと，宿題で使いやすくなります。始める前に，患者には，記憶を詳しく語るときは，一人称で，現在形を使い，目を閉じて何度も繰り返して話すように伝えてください。もし患者が，目を閉じることに抵抗を訴えたら，目を開けたままで話してもかまいません。目

を開けたエクスポージャーを何度か行ったら，患者が目を閉じて話せるように励ましてください。たとえばこのように言ってみるとよいでしょう。

「これから目を閉じてお話をしてほしいのです。そのときにもどって，初めから終わりまでお話をしてください。現在形で，あたかも今そのことが起こっているかのように話してください。例えば『私は，歩いています，運転しています，座っています』というように。覚えている限りくわしくお話ししてください。何が起こったのか，そのとき何を考えたり，感じたりしていたのか，身体に生じたことすべてを話してください。あなたが覚えていることすべてを話してほしいのです。

話し始める前に，ストレス体温計を使って苦痛のレベルを教えてください。話している間，数分おきに，私が，『どれくらいですか？』と聞くので，そのときの不安のレベルの数字を教えてください。わからないことはありませんか？

一度話し終わっても，目を開けないでください。もし話し終わっても，まだ時間が残っているようでしたら，私が『最初から始めてください』と言いますので，最初からまた話をしてほしいのです。それでは，お話しする出来事の最初と終わりの時点を一緒に決めてみましょう」

話し初めと，話し終わったとき，そして話している間には5分ごとに，ストレス体温計での点数をたずねてください。この点数を，「記憶をくわしく語るセッション」記録用紙に記入してください。この用紙は，セッションの間の重要な情報を集めたり，いくつかのセッションにわたっての患者の経過を記録するために使うこともできます。

最初に話をするときには，どこに焦点を合わせるかは患者に選んでも

「記憶をくわしく語るセッション」記録用紙

患者氏名：　　　　　　　　　　　　治療者：

実施日：　　　　　　　　　　　　　セッション：

記憶の内容：

開始時間：	ストレス点数：	メモ：
5分		
10分		
15分		
20分		
25分		
30分		
35分		
40分		
45分		
50分		

処理：

アセスメント：

宿題：

次回の予約日：　　　　　　　　　　予約時間：

らいます。もし話しにくそうだったら，どこで出来事が起こったのか，どこで巻きこまれたのか，といったことから始めてもよいでしょう。患者がトラウマの最後まで，あるいはそのセッションで扱う部分を話し終わっても，30分を過ぎるまでは，目を閉じたままで話を繰り返してもらいます。話を繰り返すときには，短い質問をして，トラウマに関連する考えや感情を明らかにする手伝いをしてください。

・どんな感じですか？
・何か考えていますか？
・身体の感じは？
・それから？

　詳しく語る間，ときどき励ますコメントを入れることも役に立ちます。しかし，詳しい話し合いをしたり，患者の注意を記憶からひきはなすようなことはしないでください（コメントは短く，数語にとどめてください）。

想像エクスポージャーのガイドライン
するべきこと
・エクスポージャーにあたり安全で支持的な雰囲気をつくること
・明確な教示を行うこと
・患者がストーリーを語るときに現在形で語れるように手助けすること
・短い言葉でたびたび患者を励ますこと
・5分ごとに苦痛のレベルをたずねること
・問いかけをする必要があるときには，数語の短い質問にすること
・想像エクスポージャーの間に最も苦痛が高まった時点を記録すること（患者の反応と苦痛のレベルに従う）

してはいけないこと
・エクスポージャー中に話し合いをすること

- 長い質問をすること
- 患者の感情に関して意見を述べること

トラブルシューティング

過剰な感情的関わり（オーバーエンゲージメント）

　記憶を詳しく語る間に，患者が動揺するのは普通のことです。実際，トラウマ記憶に向き合うときに，患者は様々なレベルの強い感情的な反応を示すかもしれません。強い感情は，患者が適切に自分の記憶に向き合っていることの兆候であることが最も多く，それが起こっているときには，治療がうまく進行していると考えられます。しかし患者によっては，記憶に過剰に関わりすぎてしまうことがあります。例えば，特定の話のところで止まってしまい，それ以上進めなくなってしまったり，治療者の問いかけに反応しなくなってしまったりします。もし患者の動揺が強かったり，もう続けたくないと思っている場合には，そのことはもう過去のことで，今起こっているわけではないことを思い出させてください。次のようなコメントで患者を励ますのもよいでしょう。

- あなたはよくできていますよ。
- 何が起こったかよくわかります。
- 詳しく語るのは本当に大変ですね。
- これは記憶です。記憶はあなたを傷つけません。話しても安全ですよ。

　過剰な感情的関わりが続くような極端な事例では，目を開けて話してもらったり，セッション中に記憶を書いてもらって読んでもらうようにします。

不十分な感情的関わり（アンダーエンゲージメント）

　感情を表出することが困難なこともあります。泣き始めたら止められないと思って，泣くことを恐れるかもしれません。苦痛を避けたり，コントロール感を維持するために，セッションの間，回避的にふるまうかもしれません。例えば，黙ったり，エクスポージャーと関係のない他の活動を提案したりするかもしれません。このときには，再びエクスポージャーに取り組むように励まします。次のように言ってみてください。

- よくやっていますよ。さらにこのまま記憶に向き合っていきましょう。
- そのときにあなたが何をしたのかを，私にわかるように，感じとれるようにしてください。
- 出来事を思い出すときに，身体（の感覚）に集中してください。今どのように感じていますか？
- 感覚に集中してください。何が見えますか？　何か匂いを感じますか？　何か触れますか？
- 感情に集中してください。どんな感じがしますか？
- そのときにあなたが考えたことに集中してください。
- 何か「違うこと」が起こったとわかったのはいつですか？
- これはただの記憶です。あなたを傷つけることはありません。安心して話しても大丈夫です。

トラウマの記憶を処理する

　エクスポージャーが終わったら，患者の努力をほめてください。体験したことを患者と話し合ってください。話し合いを始めるには，以下のような言葉が役に立つかもしれません。

- 今回（初めて）こんなふうにお話をしてみていかがでしたか？
- 話をしてみて何か気づきましたか？
- あなた自身について，あるいは話をしたときの自分の反応について，何か気づいたことはありますか？

　エクスポージャーの最初と最後のストレス体温計の得点を比べてください。もしセッション中に患者の不安が減少したら，次のように聞いてください。

- どうしてあなたの不安が減少したのでしょうか？
- このことからどのようなことを学びましたか？
- 記憶をくわしく語った結果，何が得られましたか？

　患者が記憶に向き合うことで恐怖や悲しみの感情が減少したことを指摘してください。次のような対話を続けてみてもよいでしょう。

　「あなたは，前回この部分に向き合ったときより今日のほうがリラックスしていたように見えましたし，詳しくお話ができましたね。そのときの状況に向き合えば向き合うほど，つらさが減ってくることがわかりましたね。今でも，以前と同じように動揺しますか？」

　もしセッション中に患者の不安が減少しない場合には，以下のように患者の努力を強化してください。

　「今日，記憶に向き合っている間，とても動揺していましたね。記憶に向き合うのはとても大変なことですが，しっかりできましたね。そんなことが自分にできるとはまだ信じられないかもしれませんが，実際に恐怖に向き合いました。本当によくやったと思います。どうか

自分をほめてください」

記憶の処理を助ける質問のリストを以下に挙げます。

1. どんな感じがしましたか？
2. 何を考えましたか？
3. 新しい場面を詳しく思い出したことで，トラウマについての理解が変わりましたか？
4. これまでの語りでは理解できなかったことで，今回，理解できたことはありますか？
5. あなたは，○○（罪悪感や恥ずかしさなどの感情）についてお話ししました。今，そのことについて何か感じたり，考えたりしていますか。まだ○○を感じますか？
6. これまで，よく見られるトラウマ反応について話し合ってきたことを参考にして，トラウマの被害を受けた後のあなたの行動について思うことはありますか？
7. 出来事の記憶について新しいことを思い出しましたね。あなたは○○さんのこと（例えば，あなたを助けてくれた人など）を思い出しました。出来事の間，あなたの周囲の人がどのように行動したのか，役に立ったのか，何かおわかりでしょうか。
8. 詳しい部分を新しく思い出したことで，人々はあなたの被害に無関心だとか，悪人ばかりだとか，世の中はどこに行っても安全ではないという感じ方に，何か影響はありましたか？
9. 自分で不安をコントロールできたということから，何を学びましたか？
10. 何度もトラウマを詳しく語っていただきましたが，そのことから何を学びましたか？

役に立たない考えや信念を同定する

　記憶を詳しく語る間や，そのあとの話し合いの間，役に立たない考えや信念が患者の苦痛を高めていないかに注意を払っていてください。想像エクスポージャーの処理をするときに，治療者は，特に高い不安を話している部分に関連しているこのような信念を患者が同定し，検討することを助けます。目標は，PTSD症状の持続や，否定的な感情に影響を与えているこれらの信念に患者が次第に気づくようにし，必要な場合にその修正を行うことです。

　常に患者の発達段階に合わせた質問を行ってください。非常に年少の患者では，否定的な考えを抱いている場合にどのように感じているかに焦点を合わせ，別の考えを持てるようにします。基本的には，認知を考え直すような技法は，年少の患者にはあまり用いません。

トラウマ後の評価

　患者の現在の苦痛は，トラウマとなった出来事が起こったときに実際に考えたことより，今トラウマについて考えていることに起因することがあります。このようなトラウマ後の解釈を同定するためには，以下のような質問が役に立ちます。

・トラウマ体験をしたときに戻って考えてみてください。今から振りかえると，そのときに最悪だったのはどんなことでしょうか？
・このことが起こったのは，あなたにとってどういう意味があるでしょうか？
・あなたがどういう人間だったということでしょうか？

　PTSD症状の解釈についても同じように質問してみましょう。

- あなたが今，動揺したり，おびえてしまうのはどうしてだと思いますか？
- このように感じてしまうことについて何を考えていますか？
- よく見られるトラウマ反応について話し合ってきましたが，どのようにあてはまりますか？
- 自分のことをこのように考えてしまうことで，どんな気持ちになりますか？

現実的ではない認知を疑う

　患者が記憶を詳しく語っている間，あるいは，そのあとの話し合いのときに，治療者が役に立たない考えに気づいたら，その役に立たない考えが正しいかどうかを，患者に質問をしながら確かめてください。現実的ではない認知を疑うためには，以下のような質問をしてください。

- この考えを確実に実証するようなことがありますか？
- この考えは本当に正しいと思いますか？
- あなたの親友があなたが言ったのと同じように感じていたとしたら，どのように言ってあげますか？
- この状況について，別の見方をすることはできますか？

　記憶の処理を妨げる情緒的反応に注意をしてください。極端に思い詰めて考えてしまうことや，罪悪感，恥ずかしさ，怒り，悲しみなどについて，処理をする際に特に注意を払ってください。こういった感情の底にある思考を調べ，質問や課題を通してその思考を考え直してもらうようにしてください。

罪悪感

　患者がトラウマ体験をしたときの自分の対応や，"自分が被害を招い

た"(例:親に事件が起こった場所に行くように無理に頼んだ)ことなどについて罪悪感を感じている場合には,トラウマとなった出来事について本当に責任を負うべき人(例:加害者)を同定できるように手助けしてください。罪悪感を感じることによって,実際にはその出来事をコントロールできなかったのに,自分だけに責任があるかのように感じてしまっていることを強調してください。さらに,親しい人が同じトラウマを経験した場合を想像してもらってください。その事件について友人を非難するだろうか,とたずねてみましょう。

恥辱感

　患者は,トラウマ体験時の自分の行動や,他の人はPTSDにならなかったのに,自分だけがなってしまったことなどに恥ずかしさを覚えているかもしれません。トラウマとなった出来事が起こったときの患者の反応については,恥ずかしいと思うだけではなく,他の人ならば怯えなかっただろうとか,もっとうまく対応しただろうと考えているかもしれません。トラウマでよく見られる反応を振り返ることで,患者のトラウマ反応が正常なことであると考えられるように手助けしてください。

　恥辱感は,想像エクスポージャーの中で浮かび上がってくるかもしれません。恥ずかしさを繰り返し感じているために,トラウマやPTSD症状を家族や友人に話すことを避けるようになります。そのような場合には,トラウマ体験や現在の困難を親しい家族や友人と共有するような「現実生活での実験」を行うような約束をしてください。さらに,トラウマ体験時に一緒にいた人や,同じような体験をした人に気持ちや恐怖をたずねることを勧めてみてください。

怒り

　患者が,ストレス体温計の目盛りが上昇するような高いレベルの怒りを述べている場合には,治療者は,患者には侵入的想起や苦痛を増大さ

せている別の感情の存在――さらに不安を呼び起こす感情――があるのだと考えてよいでしょう。一般的な治療でもそうですが，特に想像エクスポージャーで怒りの感情を扱う場合には，まずその感情がもっともな感情であることを認めます（例：「あなたが怒りを感じるのは当然のことです。加害者が悪いのです」）。しかしその次には，怒りから得るものと失うものについて話し合うことが重要です。患者にはまず不安や回避に取り組んでもらいます。そうすることによって，大抵の場合，結局は怒りのレベルも下がっていきます。

喪

親しい人を失ったあと6カ月の間，その人を失ったトラウマを思い出したり，共に楽しく過ごした活動をまた行うことを避けること（故人を裏切り，だましているような感じがするので）は自然なことです。また，故人を強く嘆き悲しむ感情も自然なものです。処理のところでは，こうした反応をノーマライズし，故人を哀悼する自由を認めることが重要です。故人に向けての手紙を書いたり，セッション中に患者が大切なことを故人に話し，それに故人がどのように反応するだろうかということを想像してもらう時間を設けることなどによって，患者の故人に対する感情を明らかにするようにしてください。故人は亡くなっても，故人との関係は記憶の中で生き続けるという事実を強調してください。

親との面接

親との面接は，典型的には想像エクスポージャーの最初のセッションのあと，あるいはその後の治療セッションで行います。しかし，もし親が追加の時間を要求している場合には，必要に応じて調整します。

想像エクスポージャーに関しての最初の面接では，以下のような説明を行うのが役に立つでしょう。

「今日のセッションで，お子様はトラウマの記憶に焦点を当てた取り組みを始めました。お子様はとてもしっかりとできました。もしお子様が望むのであれば，次回までにお子様と親御さんとで，治療のことを話し合ってもかまいません。記憶を詳しく語ることは，お子様の身に起きたことを整理するのに役立ちます。トラウマの記憶は，最初はバラバラで，混乱しています。お子様が，記憶を順序だてて思い出し，消化し始めると，記憶が危険なものでないことがわかってきます。お子様の不安も，記憶を整理するにつれて減ってくるでしょう。お子様が自分の不安をコントロールできることを実感し始めると，恐れたり，避けることが減ってきます。その結果，PTSD症状が改善していくのです」

子どもが宿題を行い，完成することを励まし続けることが重要であることを強調してください。子どもが熱心に取り組み続けるには，親の治療に対する態度が重要です。トラウマの記憶を消化する過程は困難なので，セッションを続けるためには，親からの励ましや支援が必要です。親は，子どもの気分が良くなり，症状が減るという長期的な目標に集中することを助けることができます。もし治療に行くのが難しいようなら，それは子どものせいではなく，回避をして苦痛が生じているからなのだと親から言ってもらうのが役立つかもしれません。

宿　題

患者用
- ワークブックの第7章を読む。
- セッションの録音を聴く。
- 記憶を詳しく語った録音を毎日聴き，苦痛のレベルを「記憶をくわしく語る」記録用紙に記入する。
- 不安階層表（現実生活での実験：ステップ・バイ・ステップ）から，宿題にする「現実生活での実験」を選ぶ。

親用
- 患者が宿題をやり遂げられるように励ます。
- 患者が望むときにはいつでも，「現実生活での実験」を手伝えるようにしておく。

第10章
最悪の瞬間モジュール
(ワークブック第8章を参照)

準備するもの

- 「記憶をくわしく語るセッション」記録用紙
- 「最悪の瞬間をくわしく語る」記録用紙
- 「きっかけと対処法」記録用紙
- 録音機材

セッションの要点

- 宿題の振り返り
- 最も苦痛と感じているトラウマの箇所を詳しく語る
- 最も苦痛と感じているトラウマの記憶を処理する
- 親との面接を行う(任意)
- 再発予防モジュールを準備する
- 宿題の割り付け

概　要

トラウマ記憶をくわしく語ることに慣れてきたところで，トラウマの

中で現在患者が最も苦痛を感じている部分，いわゆる「最悪の瞬間」だけを取り上げて，集中させ，情動処理をさらに進めていきます[訳注11]。想像エクスポージャーのセッションを3～5回行い，馴化が生じ始めたところで，「最悪の瞬間」について説明するとよいでしょう。このモジュールは，再発予防についての治療の準備ができるまでは，治療の中心となります。各セッションの大半は患者と1対1で行います。必要に応じて，セッションの残り10～15分間を親と一緒の面接にあてるとよいでしょう。

宿題の振り返り

「現実生活での実験」記録用紙を振り返ります。不安階層表の難易度が低い項目については楽に取り組めるようになってきたでしょうか。さらに難しい項目に取り組むように，患者を引き続き励まします。

「記憶をくわしく語る」記録用紙を振り返ります。想像エクスポージャーとセッションの録音を週に数回聴いているか確認します。想像エクスポージャーの宿題をしている間に患者に生じた考えや感情を整理します。「記憶をくわしく語る」モジュールのときと同様に進めていきます（第9章参照）。

「最悪の瞬間」を語ること

初めて「最悪の瞬間」を語るセッションを始める前に，トラウマ記憶の中で，患者が最大の不安や苦痛を抱いているように見える部分がどこ

訳注11）本章で取り上げているのは，成人のPEでホットスポットと呼ばれている技法である。若年者のためにわかりやすい表現となっている。

なのかを振り返ります。それを同定するために，以前の想像エクスポージャーのセッションで，患者がトラウマ記憶のすべてを語った際に，どのような考えや感情が生じていたのか，またどのような身体的反応が生じていたのかを確認します。「最悪の瞬間」とは，患者自身が最大のストレスを感じていると報告した記憶の部分，つまり患者が特に苦痛と感じているように見えた部分です。または，想像エクスポージャーの際にその話を飛ばしたり，とても急いで話を進めようとした部分です。

「最悪の瞬間」へのエクスポージャーを始める前に，患者に対して次の点を説明します。これまではトラウマ記憶を扱うときには，記憶の全体，つまり始めから終わりまでを振り返って話してもらいました。次のモジュールでは，今でも患者の不安感を引き起こしている記憶の部分だけに焦点を合わせていきます。次のような対話で始めるとよいでしょう。

「これまでものすごく進歩しましたね。期待していたとおり，以前ほど怖さや悲しみを感じないようになってきました。そこで今日は，少し違うやり方で記憶を扱っていきましょう。あなたのように良くなり始めている方に対しては，トラウマ記憶の最もつらい部分，『最悪の瞬間』に重点的に取り組んでいきます。記憶を語る中で，どの部分があなたにとって最もつらいのでしょうか？」

記憶の中でつらい部分を患者が特定できないようであれば，その可能性があるとあなたが考える部分を選び，患者に次のように確認してみましょう。

・この部分（特定箇所）はどうでしょうか？　あなたにとって，とても話しづらいところのように思います。（記憶の中で話しやすいところに比べて）話すのは大変ですか？
・他のところでここの記憶（特定箇所）のように話しづらいところは

ありませんか？

　患者が最も話しづらいと報告した部分と，前のセッションで治療者が抱いた印象とを比較します。それらが一致すれば，「最悪の瞬間」のエクスポージャーを始めてください。もし一致しなければ，患者がまだ自発的に述べなかった部分で，その可能性がある箇所について患者に確認してください。患者と一緒にそれらを見直し，エクスポージャーを行うには最も難しいとお互いが同意する部分を確認します。「最悪の瞬間」を「記憶をくわしく語るセッション」記録用紙に記録します。そうすることで，今後のセッションにおいてそれらを振り返ることができます。必要であれば，この用紙をコピーするとよいでしょう。「最悪の瞬間」モジュールとして，トラウマ記憶のうち3〜5カ所を選ぶようにしてください。

　「最悪の瞬間」として取り上げる部分を決めて，エクスポージャーの手続きを患者に説明します。次のような対話によって説明するとよいでしょう。

　「これまではトラウマ記憶の全体を話してもらいましたが，今日は記憶の中で最悪だった部分，『最悪の瞬間』についてだけ話してもらいます。まず最悪の記憶の1つを取り上げてみましょう。その後で別の最悪の記憶に取り組もうと思います。まずはその記憶を拡大しているかのように，その部分に焦点を合わせていきます。そのとき何が起こったのか，何を感じ，何を見て，何を聞いて，何を考えたのか，できるだけ詳しくしっかりと説明してもらいます。『すりきれてしまった』と私たちが感じるまで，またはストレスレベルが下がるまで，その部分を繰り返し話していきましょう。1つの『最悪の瞬間』を終えてから，次の『最悪の瞬間』に進みましょう。何か質問はありますか？」

「記憶をくわしく語るセッション」記録用紙

患者氏名： 　　　　　　　　　　　　治療者：

実施日： 　　　　　　　　　　　　　セッション：

記憶の内容：

開始時間：	ストレス点数：	メモ：
5分		
10分		
15分		
20分		
25分		
30分		
35分		
40分		
45分		
50分		

処理：

アセスメント：

宿題：

次回の予約日： 　　　　　　　　　　予約時間：

「最悪の瞬間」の記憶のうちで，どれから始めるかを決めましょう。選ばれた様々な記憶の中で，苦痛度が最も低いものから始めるのがよいでしょう。1回のセッションの中で，1つの「最悪の瞬間」を繰り返し（6～7回）話してもらいます。この集中的なエクスポージャーにおいても，「記憶をくわしく語る」モジュールで説明したのと同じエクスポージャー技法が使用されます。エクスポージャーの間，患者の考えや感情，感覚について質問していきます。ストレスレベルは少なくとも5分ごとに確認します。ただし選ばれた「最悪の瞬間」の部分がとても短ければ，頻繁にストレスレベルを聞きたくなるかもしれません。ストレスレベルを「記憶をくわしく語るセッション」記録用紙に記録し，ストレスレベルが2～3に下がったところでエクスポージャーをやめ，その記憶の部分に関する感情や考えに触れていくとよいでしょう。「最悪の瞬間」のエクスポージャーは，1セッションでは終わらないこともあります。なぜなら記憶の部分によっては，それと関係するストレスレベルはゆっくりとしか下がらないからです。

「最悪の瞬間」の処理

「記憶をくわしく語る」モジュールで説明しているように，記憶の処理の手続きを繰り返します。「最悪の瞬間」の場合，エクスポージャー後の話し合いにより長い時間が必要なこともありますが，短い時間ですむこともしばしばあります。その場合は，セッションの時間に余裕があれば次の「最悪の瞬間」に進むことができます。

患者と一緒にリストを確認するように努め，それぞれの「最悪の瞬間」に関連するストレスレベルを確認します。「最悪の瞬間」のすべてに取り組まなくても，それらのストレスレベルが全体的に下がることはよくあります。リスト後半の項目に取りかかる前に，その項目の想像エクスポージャーは必要なくなるかもしれません。というのは，患者はそ

の項目に取りかかる前に，それに関連する考えや思いを十分に処理しているからです。「最悪の瞬間」すべてが十分に処理され，「最悪の瞬間」それぞれに関わるストレスレベルが3以下に下がったところで，このモジュールを終了します。

親との面接（任意）

　親との面接により，宿題を行う患者はさらにサポートを得られるでしょうし，親の質問や関心に治療者が答えることもできるでしょう。治療が役に立っていることを患者が親に対して説明することもできるでしょう。治療の情報をすぐに知って，治療に関わっていたいためにしばしば面接を希望する親もいます。あるいは，特別な事情のあるときだけ会えばよいという親もいます。必要であれば，または患者や親から依頼があれば，「最悪の瞬間」のエクスポージャーを1，2セッション行った後に親と面接します。次のような対話をしながら，親の参加を促すとよいでしょう。

　　「トラウマの記憶の中で最もつらい部分に焦点を合わせるという取り組みを始めています。お子様がセッションに行きたがらなくなっていませんか。また，宿題が苦痛なので，嫌がることが多くなっていませんか。『記憶をくわしく語る』というつらい作業にお子様が取り組まれたことは，とても素晴らしいことです。お子様が頑張って立派に作業を続けられるよう，お子様を支え，励まし続けてほしいのです。子どもにとって大きな支えとなるのは，努力に親が気づき，子どもを誇りに思っていることです。そのようなときには，どんなにほめてもほめ過ぎということはありません」

再発防止の準備

「最悪の瞬間」モジュールの最終セッションの最後に、「きっかけと対処法」を宿題にします。その記録用紙を見せるときに、次のような対話をするとよいでしょう。

「次の回では、治療終了後の今後の取り組み方について一緒に話し合います。その準備のために、今週の宿題として、あなたがこの治療で学んできたことをどのように感じているのか、それを振り返る時間を設けてほしいのです。自分の恐怖に対応するため、何が役に立ちましたか？ どのような状況だと恐怖が高まるのでしょう？」

宿　題

患者用
- ワークブックの第 8 章を読む。
- セッションの録音を聴く。
- 少なくとも 1 日に 1 回，最悪の瞬間を詳しく語った録音を聴き，「最悪の瞬間をくわしく語る」記録用紙にストレス点数を記入する。
- 宿題で練習するために，不安階層表（現実生活での実験：ステップ・バイ・ステップ）の中から「現実生活での実験」を選ぶ。そして「現実生活での実験」記録用紙にストレス体温計の点数を記入する。
- このモジュールの最終セッションで，「きっかけと対処法」を行う。

親用
- 必要に応じて，宿題を手伝う。

Phase 4

再発防止と治療終結

第11章
再発防止モジュール
(ワークブック第9章を参照)

準備するもの

- 「きっかけと対処法」記録用紙
- 録音機材

セッションの要点

- 宿題の振り返り
- 症状を引き起こす潜在的なきっかけを特定する
- 症状再発の防止策を計画する
- 治療中に習得した対処法を見直す
- 最終セッションを計画する（任意）
- 親との面接を実施する（任意）
- 宿題の割り付け

概　要

　「きっかけと対処法」記録用紙は，治療の中で習得した対処法を確認するために，「最悪の瞬間」モジュールの最後に用います。記録用紙を

利用すると，患者との話し合いを進めやすくなります。今後生じる可能性のある困難について，またその困難に対して，患者独自の方法でどのように対処するのかについて，自分で考える機会が必要です。治療の中で学んだ対処法の確認は，患者が繰り返し述べるアイデアをまとめながら進めていきます。患者自身がその過程を説明できるように，できるだけ励ましてください。必要であれば，ソクラテス的質問法を用いて患者を支持してください。このモジュールは通常1セッションで行います。もし患者が望めば，特に治療者と患者が最終課題（まとめのプロジェクト）を行わないと決めた場合は，最終セッションのモジュールに組み入れてもよいでしょう。

宿題の振り返り

「現実生活での実験」記録用紙を振り返ります。このときまでには患者は不安階層表（現実生活での実験：ステップ・バイ・ステップ）の項目を仕上げているか，ほぼ完成させているようにします。

「記憶をくわしく語る」記録用紙を振り返り，宿題とした「最悪の瞬間」エクスポージャーの最終回について話し合います。

このモジュールの大半は，前回のセッションの宿題に出された「きっかけと対処法」記録用紙を振り返ることに使われます。

きっかけの特定

このモジュールは，患者のPTSD症状を引き起こす潜在的なきっかけについて話し合うことから始めます。次のような対話で始めるとよいでしょう。

「あと2, 3回のセッションで治療は終了します。治療が終わりに

近づき，あなたの不安感や困難が減少してきたので，この先あなたに苦痛をもたらすのはどのようなことなのか，症状を悪化させるのはどのようなことなのかを一緒に考え，話し合いたいと思います。宿題としてこうした問題を考えてもらいました。これからあなたが考えてくれた『きっかけ』について話し合っていきましょう」

　患者が宿題の中で作成してきた「きっかけと対処法」記録用紙を確認します。もし項目が不十分であれば，患者を手伝って，生活すべての領域の中で誘因と考えられる項目を増やしてもらいます。もし患者が行き詰まっていれば，自由に回答できる簡潔な質問を用いて，他の生活領域についても考えてみるように励まします（例：「学校は？」「デートのときは？」）。以下に挙げる項目は，日常生活の領域と潜在的誘因の例です。

トラウマに関わる出来事：トラウマを思い出させることや，トラウマと関わりのあることで，やり残していること。例えば，記念日や告別式，出廷。

新たなトラウマとなる出来事：患者や患者の身近な人に起こる，新たなトラウマとなる出来事に対処すること。

健康問題：健康に関する新たな問題に対処すること（特に，トラウマとの関係はともかくとして健康問題をすでに抱えている患者に対して）。

学校：新しい学校での生活，試験勉強や試験を受けること，修学旅行への参加（旅行の間，家族から離れて外泊することも含む），厳しい教師の要求に応えること，ひどい成績を取ること，非難を受けること。

社会生活：社会集団の変化，対人関係における問題，新しい相手とのデート，別れることへの対処。

家族生活：親戚の死，離婚，家族構成の変化（弟や妹の誕生，兄弟姉妹が家から独立すること）。

宿題として患者が作成してきた誘因リストに，何か付け加えることはないかと患者にたずねます。必要であれば，追加の「きっかけと対処法」記録用紙を使います。必要に応じて，ワークブックからこの記録用紙をコピーするとよいでしょう。

防止策を計画する

患者の症状を悪化させる可能性のある誘因リストを確認してから，どのようにこれらの誘因に対処し，乗り越えていくのかを患者と話し合います。「きっかけと対処法」記録用紙に書かれている対応状況の隣に，対処法を書いていきます。書き終えたところで用紙を患者に渡します。そうすれば，治療を終えた後に危機的状況がこの先起きたとしても，その用紙を参考にすることができるでしょう。

将来生じる可能性のある困難にどのように対処すればよいのか，患者自身で考えられるようにします。現在の治療で取り上げている対処法と，将来患者が直面するような状況を照らし合わせます。例えば，「同じような問題に直面したとき，私たちの治療の中では，あなたはどうされていましたか？」とたずねます。追加の援助資源を，家族やコミュニティ，学校など（信頼している親戚や教師）から患者自身で見つけてもらいます。例えば患者が新たな，身の毛もよだつようなおぞましい状況に再び直面したとき，その状況が本当に危険なものなのか，それとも単に役に立たない非現実的な考えを引き起こしているだけなのかを，親や友人と話したくなるでしょう。もしその状況が危険でなければ，これまで治療者と学んできたように，このような恐怖は向き合うことが最良の対処法であると気づくでしょう。そうすれば，恐怖を自分自身で乗り越

えられるような，段階的なエクスポージャーを計画できるようになるのです。

対処法を見直す

対処法リストを作成する際に，患者がこの治療で学んできた対処法やスキルがその中に含まれているのかを確認します。もし治療で得られた特別な対処法を患者が自発的に取り上げなければ，次のような対話で進めていくとよいでしょう。対話をしながら，対処法やそれぞれのスキルを，他の状況でどのように広く活用するのか，またそれぞれの対処法を将来どのように利用するのか，患者に考えてもらいます。

現実生活での実験

「自分の回避行動を乗り越えることができます。実験を通して状況についての事実を学び，以前は恐ろしかったり不快に感じていた出来事にも慣れていくことができました。何度も繰り返し実験を行うことで，トラウマを体験した後でやめてしまっていたことを再開することもできましたし，自分のことを良く思えるようになりました」

記憶をくわしく語る

「恐ろしい考えに直面しても，そのような考えをあまり強烈だとは思わなくなりました。あなたを怖がらせていた記憶を避けないようにすると，自分は強くなった，自分で考えをコントロールできると感じるようになりました」

より良い考え方

「あなたの考えが現実に即しているのかを確かめるために，自分や他人，世の中に対するあなたの思い込みを問い直すことについて学んできま

した。トラウマや他の不快な状況のために，現実を歪んで受け止めていることについては，とてもよく気がつくようになりました。役に立たない，非現実的な考えを認識できれば，そのような考えをより有益なものに修正することができるでしょう」

楽しい活動

「気持ちが沈んでいても，楽しい活動を行うと気持ちが楽になりました。楽しいことをすると，あなたの気持ちは実際に明るくなりました。つまり，楽しい活動に参加するために気持ちが回復するのを待つ，という必要はありません」

感情の共有

「信頼している家族や友人と一緒に自分の気持ちについて話すと，安心できて，自分の居場所があると実感しましたし，感情も整理されました」

リラックス呼吸法

「これまで学んできたように，呼吸の仕方は感じ方に影響を与えます。ゆっくりと落ち着いて呼吸する練習をすれば，とても落ち着き，リラックスできました」

まとめ

これらの対処法は，治療終結後も使い続けることができることを患者に強調します。患者がこれまでに成し遂げたことや，これからの課題に立ち向かえる力があることを強調します。セッションを終える際に次のような対話をしてもよいでしょう。

「この治療プログラムを始めた頃を思い出してください。私たちの共同作業は，自転車に乗れるように練習するのと似ていると話しまし

た。一度乗り方を覚えれば，たとえ長い間自転車に乗らなかったとしても決して忘れないでしょう。もうあなたがここに来なくなるからといって，ここで学んできたことを忘れるわけではないのです。こうしたコツや対処法のすべてをあなたは忘れないでしょうし，必要なときにはいつでも利用できます。

　治療の中であなたが成し遂げた素晴らしいことすべてを思い出してほしいのです。初めは不可能に思えた難しい課題にあなたは向き合いました。この先，困難な状況に陥ったときにも，このことを思い出してください。あなたには困難や不快な思いに対処する力があると私は確信しています。あなたは自転車にまた乗り始めるだけでよいのです」

最終セッションを計画する（任意）

　最終セッションでは，患者のこれまでの努力を称えたり，親または大切な人たちと一緒に，治療で得たことを振り返ったり，またこれまでの達成を何らかの方法で患者に示します。1回以上の追加セッションを望む患者もいるでしょう。また「まとめのプロジェクト」，例えばスクラップブック，日記，芸術品の収集，または治療を通して患者が歩んできた旅路を表すような物（それ以外の提案については「まとめのプロジェクト」の項を参照）を準備するために，宿題の時間を設けてほしいという患者もいるでしょう。最終課題と最終セッションの内容は，この本では意図的に曖昧にされています。なぜならその内容は，治療そのものというよりも治療のまとめだからです。治療の最後に盛大に祝うことを好む患者もいれば，いつもどおり普通に会うこと，つまり治療を振り返り，別れの挨拶をすることを好む患者もいるでしょう。これらの好みはできる限り尊重します。いずれの場合においても，最終セッションでは何らかの形で患者の成し遂げたことを評価し，それらをまとめる必要があります。

どのような形で治療を終えたいのかを患者と話し合います。親や大切な人たちを呼ぶのか，軽食を用意するのか，もしくは患者が希望すれば，記念になるようなその他の計画を立てます（修了証明書を出すなど）。

まとめのプロジェクトを設定する

以下のように「まとめのプロジェクト」の概念を紹介するとよいでしょう。

「まとめのプロジェクトというのは，恐ろしい記憶についてあなたが『書きだした』本を終わらせることです。これまでにどれほどのことをやり遂げたのか，どれほどのことを学んできたのかがわかるようなやり方を選んでみましょう」

まとめのプロジェクトに患者が興味を示したなら，以下のようなアイデアを提示してみましょう。これらの課題を行い，それらを1冊の記念本にまとめることは，患者の役に立つでしょう。

1. **表紙**——患者に本の名前をつけてもらう（例：「私についての本」「私にとっての恐ろしい時間」）。そして，患者にとって意味のある絵を描いてもらったり，印刷してもらう。
2. **私の身に起きたこと**——患者が語った記憶の全体を書き出してもらうか，パソコンで入力して印刷してもらう。
3. **トラウマのあとで**——トラウマの出来事の後に自分に生じた変化，例えばPTSD症状や，患者の感情や信念，家族の変化などを書いてもらう。また，この課題に積極的な意味を持たせるために，1段落以上の文章で，当時と比較して現在どのような気持ちでいるのかを書いてもらう。
4. **治療で学んだこと**——治療で学んだ主な技法（「リラックス呼吸

法」「現実生活での実験」「記憶をくわしく語る」）について書いてもらう。同時に，なぜその技法を用いたのか，今後どのようにそれらを利用できるのか，ということも記してもらう。
5. **加害者への手紙**──加害者に対して，現在患者が出来事についてどのように思っているのかを書いてもらう（実際に郵送するわけではない）。この課題は，相手を許すことや，許すことが患者にどのような意味をもたらすのかについての議論を促す。
6. **これからの10年**──これからの10年間でどのようなことをしていたいのか，患者に詳細に書いてもらう。
7. **私について：10のよいこと**──自分自身に関する10のよいことを，患者に書いてもらう。トラウマから立ち直ることができた強さや，このプログラムを最後までやり遂げたことを必ず入れてもらう。
8. **自分のケアをする**──自分を動揺させるような出来事と，それらの出来事に将来は取り組み，解決する方法を考える。可能なときはいつでもプログラムで学んだスキルを思いつかせるようにする。
9. **私と世界のための3つの願いとそれを叶える方法**──患者に3つの願いを決めてもらう。同様に，その願いを実現するための計画を立ててもらう。

親との面接（任意）

　患者の再発防止策を，親と一緒に見直します。治療の中で変化した行動は，治療を終えた後もなお継続される必要があることを，親にも理解してもらいます。もし現実生活での追加実験がまだ残っていれば，治療が終わった後にすぐにそれを実行できるように，患者や親とともに計画を立てます。治療の中で生じてきた活動力は，不安階層表の最終項目をやり遂げるまで失われることはないでしょう。

Phase 4　再発防止と治療終結

　患者がお祝い会をしたり，「まとめのプロジェクト」を親に見せることを特に希望しているときには，最終セッションの計画を親と話し合います。

宿　題

☞ 治療者は，次回のセッションが最後であることを患者に伝える。

患者用

☞ ワークブックの第9章を読む。
☞ セッションの録音を聴く。
☞ 最終セッションで求められる課題を行い，計画を立てる。
不安階層表（現実生活での実験：ステップ・バイ・ステップ）に残っている「現実生活での実験」を続け，「現実生活での実験」記録用紙にストレス体温計の点数を記入する。

第12章
最終セッションモジュール
（ワークブック第10章を参照）

準備するもの

- 患者が最初に記入した「記憶をくわしく語る」記録用紙のコピー
- 患者が作成した「現実生活での実験：ステップ・バイ・ステップ」記録用紙のコピー
- 「卒業式」のための道具（任意）

セッションの要点

- 治療終結のための面接を行う
- 治療を終えるにあたり，患者が感じていることについて話し合う
- 治療の終結。「まとめのプロジェクト」の提示，「卒業式」を含む

概　要

　最終セッションになります。治療を終えるにあたり，患者も治療者も「やり遂げた」「うまくいった」という気持ちを一緒に味わってください。事前にお互いが承知していれば，患者に最終課題を出してもらってもよいでしょうし，「卒業式」を実施してもよいでしょう（「まとめのプ

ロジェクト」に関するアイデアは第11章を参照)。ただし，多くの患者は治療を終えて日常生活に戻ることが待ち遠しいと思っています。その場合はセッションの最後に，治療の進展を比較的短く簡潔に振り返り，治療を経験したことに対する患者の感想を聞き，別れの挨拶を行います。以前説明したように，場合によっては「再発予防」と「最終セッション」モジュールは，同じセッションで行うこともできます。治療で取り組むべき課題が残っていれば，他の機関への紹介や今後の治療計画について，患者や親，保護者と話し合う時間を設けます。

治療終結の面接

　セッションを始めるにあたり，治療を始めた頃の気分と今の気分を比べてもらいます。症状の改善と，患者がこれからもう少し頑張ったほうがよい点を記録します。

　次に，前回のセッションと同じように，トラウマの出来事に関する記憶の初めから終わりまでを患者に語ってもらいます（制限時間は20分です）。数分おきに不安度を患者にたずねます。そして最初にトラウマの話をしたときと今回話したときの不安度を比べてもらいます（初回の「記憶をくわしく語る」記録用紙を参照）。最後に次のように質問します。

- 「この2つの不安の評価の差について，どう思いますか？」
- 「ストレス体温計が下がったことに一番役に立ったことは何でしょうか（セッション中に記憶を語ること，リラックス呼吸法，認知処理，自宅で録音を聴くことなど）？」

　次に，不安階層表（現実生活での実験：ステップ・バイ・ステップ）に進み，それぞれの項目に対する現在の不安度を患者につけてもらいます。最後に大きな声でリストを読み上げ，治療初回時の不安度と比べて

もらいます。治療初回時からほとんど変化のない項目があれば，現在抱いている不安について考えられる理由を話し合い，十分なエクスポージャーを行っているのかどうか話し合います。多くの場合，最も変化が見られた項目は，患者が宿題として最もよく取り組んだ項目です。ほとんど練習しなかった項目，または時間の余裕がなくて試すことのできなかった項目に関しては，多少の般化は生じるかもしれませんが，変化はほとんど見られないでしょう。不安階層表にまだ残っている項目についても体系的に取り組み続けるよう，患者を励まします。治療全体を振り返った感想を患者にたずね，最終面接を終了します。次のように質問するとよいでしょう。

- 「トラウマに向き合ううえで，何が一番役に立ちましたか（「記憶をくわしく語る」，呼吸法，認知処理など）？
- 「全体を通じて，治療の中で何が一番役に立ちましたか？　あまり役に立たないと思ったものはありますか？」
- 「あなたと同じような経験をしている人に対して，何かお勧めの対処法はありますか？　このプログラムで治療者側がさらに強調すべきこと，追加すべきこと，または削除すべきことはありませんか？」

治療の終結をどう感じているか

　治療関係を築いていくと，治療が終わりに近づくにつれて患者は悲しみを抱いたり，治療を終えたくないと感じたりするかもしれません。これは治療者の支援と指導という恩恵を受けずに「一人で対処する」ことへの恐怖心から生じているのかもしれませんし，治療者のために自分がここまで成長してきたという，治療者に対する純粋な好意から生じているのかもしれません。他方で，治療がいよいよ終わりを迎えると，患者

は安堵感を覚えたり，気持ちが高ぶることもあります。これらはすべて自然な感情で，治療関係の終結を迎えることで生じてくるものです。患者が治療終結に対して抱いている感情，つまり悲しみや喜びについて，患者自身もその矛盾に当惑していることもありますので，それについて話し合う機会を設けることが大切です。治療を終えることについてどのように感じているのか，患者に直接質問することで，これらの感情に関して話し合うことができるでしょう。終結に対する患者の感情が普通のことであり，また治療で学んだスキルは困難な感情に向き合うのに役に立つということを患者が再認識できるように準備しておきます。

治療の終結

　治療を終える際，将来の予定（学業，仕事，趣味など）について患者にたずねます。必要であれば，未解決の治療課題について話し合い，追加の治療を紹介します。

　患者が最終課題を用意していれば見せてもらいます。患者の親や他のゲストにその課題を一緒に見るように，また「卒業式」をするのであれば，一緒に参加するように勧めてみてもよいでしょう。最後に治療を成し遂げたことを称賛し，別れの挨拶をします。

第13章
ひとりひとりに対応して治療を調整する

　これまで示してきたモジュールは，治療で見られる典型的な患者のために作成されています。けれども青年期の世代を1つの均質なグループとして想定することは決してできません。実際，青年期の発達期間には，子どもを卒業して大人への長い移行期をまさに歩み始める者もいれば，青年期から成人期へまさに移ろうとしている者もいます。13歳の青年が18歳の青年と同じように考え，行動し，感じると期待することは難しいでしょう。さらに複雑なことに，個人の発達は，各々が独自のコースをたどります。つまり10歳から11歳の頃から精神的成熟期の兆候を見せる子どもがいれば，15歳から16歳でようやくその兆候を見せる子どももいます。13歳の者が2名いれば，彼らは2人とも13歳の平均から異なっているかもしれませんし，また2名の間にも違いがあるかもしれません。このように個人個人が異なっているグループへの治療は，患者のニーズに沿えるように，十分に柔軟でなければいけません。大人に近い患者もいれば，いまだに子どものように振る舞い，反応する患者もいるのです。

　患者の家族構造にも大きな多様性があることでしょう。ここで示すモジュールは，親や保護者が治療のために子どもを連れて来院し，定期的にセッションの一部に参加するなど，少なくとも何らかの形で治療に関わることを想定しています。患者の支えとなり一緒に治療に参加してくれる親や保護者がいることは最も理想的な状況ですが，患者によって

は，自分や治療者の力の及ばない事情のために，そのような支援を得られないかもしれません。家族構造がどのようなものであっても，家族が治療に来ている以上は，治療者はそれを扱う準備が必要です。

最後に，これまでに示した治療の手段は，患者の体験したトラウマに合った特別なものではありません。実際は，患者の体験した個別の内容に対応するように，方法を調整する必要があるでしょう。こうした調整のために必要な情報の大半は，患者自身から得ることができます。しかし，トラウマによる一般的な症状について，基本的な知識を持っておくことは役に立つでしょう。そうすることで，さらに効率的に作業を進めていくことができます。

幸いにも，青年期PTSDの持続エクスポージャー療法（prolonged exposure for adolescents: PE-A）は，多くの患者に対して有効であることが示されてきた行動主義理論の伝統に基づいています。持続エクスポージャー療法（prolonged exposure therapy: PE）の基本的な概念モデルを理解しておくと，患者の年齢や発達段階，家族構成やトラウマのタイプにかかわらず，治療内容や提示方法を患者に応じて調整することができます。PEの中核的な要素は変わりませんが，治療を提示する際のスタイルや，治療を進める際に使う比喩や具体例，想像エクスポージャーや現実エクスポージャーを構成する方法は，患者の必要性に応じて変えることができます。この章では，基本的なPEの概念モデルや，広範囲にわたる患者を治療してきた豊富な経験を基に，実用的なアドバイスをお伝えします。

持続エクスポージャー療法の中核的な要素

FoaとKozak（1986）によれば，病的な恐怖構造を治療するには2つの条件が必要と言われています。それは，(1) 恐怖構造に接近すること（例えば，恐怖構造を活性化させるような，恐ろしい状況に患者を触れ

させること）と，(2) 正確な情報を伝えることで，極端で非現実的な恐怖構造の側面を修正することです。PEの治療者は，治療介入を考える際にこれらの目標を意識していなければいけません。

　例えば現実エクスポージャーの優れた不安階層表とは，患者個人の恐怖構造に合うような状況から成り立っています。交通事故の体験者は，車の中に一人でいることを過剰に恐がります。なぜなら「いつ事故に遭うかわからない」からです。そこで実生活での課題として (1) 車に乗るための段階的エクスポージャー（例：初めて乗るときは「安全な」郊外で信頼している親と一緒に乗る，次に街中で親以外の家族や友人と一緒に乗る，最後にラッシュアワーの時間帯に高速道路を走る）や，(2) これらを体験しても無傷のままであること（つまり事故に遭わないこと）を実施して，車に乗ることは危険だらけであるという思い込みを修正していきます。

　治療の修正は，理論によって導かれなくてはなりません。例えばある患者は，自分のトラウマ記憶の一部を飛ばしたり，その部分に関して話し合うことや，想像エクスポージャーで卑猥な言葉を使うことを何とか避けようとしますが，そのような患者に限って，自分の恐怖構造に近づこうとしないのです。逆に困難でつらい記憶の部分を飛ばすという行為が強化されるために，患者は自分で回避を強めているのです。患者は日常生活でもそうしているように，トラウマ記憶に関する一番嫌な思いや考え，イメージをどうしても避けてしまいます。このような場合には，回避したくなることはよく理解したうえで，どうして回避がPTSDからの回復を防ぐのか，患者に理解させることが必要でしょう。また患者と一緒に，トラウマ記憶の中の重要な場面すべてに向き合える力を高めていく方法を考えることも大切です。そうすれば治療は進展していくでしょう。

　治療モデルを理解しておくことは，治療原理を患者が理解できるような説得力のある形で伝える際に役立つでしょう。そうすることで，トラ

ウマに関わることを回避せずに向き合おうとしている患者の勇気を支えることができます。治療モデルの理解によって，回避行動に対する患者の葛藤にどのように対応するのかがわかるようになります。さらに，現実エクスポージャーの不安階層表の作成も容易になりますし，想像エクスポージャーの標準的な手続きを，いつ，どのように修正するのかを，理解するのにも役立つでしょう。

患者の年齢に応じた治療[訳注12]

　描画，作文，指人形，ゲーム，遊びといった方法は，年齢の低い患者を治療に参加しやすくするために，一般的に使われています。患者がPE治療を受け入れやすくなるように，これらを用いて治療の課題を変更することもできます。けれどもこれらの治療の補助手段は無計画にではなく，PEの概念モデルに沿う方法で使われます。描画や作文は，幼い患者が想像エクスポージャーを進められるように最初に使うのがよいでしょう。描画や作文は語りの代わりとして行う方法ですが，治療者はその中で患者とやりとりをしていきます。そうすると患者は何が起こっているのか，ストーリーの中で話せるようになります。指人形を使うと，幼い患者は話しやすくなります。子どもは指人形を自分の代わりとして使って「話す」ことができるでしょうし，治療者に操られた指人形に話しかけることもできます。いずれの場合でも，指人形は，つらい出来事をさらに話してもらうときに，子どもの気分を落ち着かせるのに役立ちます。ゲームや遊びはすべての年代の子どもたちや青年に適用できます。幼い子どもたちには，治療課題をやり遂げたご褒美として，簡単なゲームや遊びを用います。幼児や高学年の子どもたちには，課題を容

訳注12）本書の全体は13歳以上の思春期の青年を想定しているが，本章ではそれよりも年少の子どもへの治療も想定されている。

易に学習させるために，治療モジュールからゲームを作っていくとよいでしょう。例えば推測ゲームは，治療原理モジュールやよくあるトラウマ反応のモジュールから作られました。患者はモジュールに関するクイズに正しく答えるごとにポイントを獲得できます。

　子どもや青年の治療を進める際には，患者の年齢に応じて治療を修正できるようにその発達について理解しておく必要があります。一般的に，認知機能は年齢を重ねるごとに向上します。つまり，子どもや思春期になったばかりの患者は，それよりも年長の患者や大人に比べるとこうした能力には限界があるのです。思春期になったばかりの患者や子どもたちには，理論を短めに簡潔に伝える必要があるでしょう。簡単な具体例をセッションで繰り返し使うと，幼い患者は治療原理を学びやすくなります。コーチとしての治療者はこのような具体例を使って，「現実生活での実験」を探偵の仕事や科学的実験に例えたり，治療や段階的なエクスポージャーを自転車の乗り方を学ぶには補助輪を初めに使うことに例えてみたり，とても小さな子どもたちが泳ぎを学ぶときには，深い水に入る前に浮き輪を使うことに例えてもよいでしょう。

　思春期になったばかりの患者や子どもたちの集中力は長く続きません。周囲から刺激があると簡単に気が散ってしまいます。セッションの時間は短めにして，途中で休憩を取る必要があるでしょう。セッションへの出席を強化することも必要です。セッションの終わりに何かご褒美をあげるのもよいでしょう。例えばコンピューターゲームやボードゲームで遊ぶことや，治療者と一緒に散歩すること，またはセッションの治療的部分が終了した後で，塗り絵や描画の時間を設けるのもよいでしょう。通常は，治療原理の主要な部分に関する患者の理解を確認する必要があります。また，思春期になったばかりの患者や，年長でも同年代に比べると未熟な患者については，より具体的な方法でエクスポージャーの課題を進めていけるように支えていく必要があるでしょう。

　思春期の患者は大人に比べると，より衝動的で感情的に爆発しやすい

傾向があります。自分の感情に気づくことも，その感情を名づけることもできないかもしれません。その結果，欲求不満や混乱が生じ，感情についてたずねると「わからない」と答えるようになります。彼らが自分の経験を明確に言葉で表現できるように，感情について教育する必要があるでしょう。考え，行動，感情は別のものであると伝えるとよいでしょう。そして，一度に複数の感情を抱くことや，感情が身体的な感覚と結びつくことも伝えます。思春期になったばかりの患者の場合には，彼らが自分の経験を表現するのにぴったりな言葉を見つけられるように，感情チャートや感情リストを使うとよいでしょう。

心理教育用の教材を修正する

　理論を理解することは，恐怖に直面するという困難な作業に対して患者に意欲を持たせるためには大切なことです。ただし思春期になったばかりの患者にとっては，理論を把握するのは難しいかもしれません。前述のとおり，治療の中で簡単な例えを繰り返し使えば，患者はPEの根底にある概念を把握しやすくなるでしょう。非常に年少の患者には，PE治療の主要な概念を説明している物語を提供します。これらの物語は，治療者が患者に読んで聞かせ，その後で宿題として親が読み聞かせることもできます。読書が好きな子どもたちや青年期の患者には，自分で物語を読んでもらってもよいでしょう。物語はもともと子ども用に構成されていますが，私たちの経験からは，思春期になったばかりの患者にも，この短くて読みやすい物語は楽しめて役に立つことがあります。付録に2つの物語がついています。思春期になったばかりの患者，または依存的な患者に対しては，治療原理を理解することに関して，親にも一緒に「参加」してもらうことが大変重要です。そのために患者の保護者に対して，治療の基本的根拠を説明する時間を別に設けることが必要になります。

よく見られるトラウマ反応は，普通は患者と話し合いながら伝えるようにします。そのために患者に記録用紙を渡し，これまで経験してきた反応をリストアップしてもらいます。よく見られる反応を伝えるために，物語を用いることもあれば，それらが1つずつ書かれているフラッシュカードを用いて，過去に経験した反応や現在経験している反応が書かれているカードを患者に選り分けてもらうことで患者にトラウマ反応を伝えます。このような方法を通して，患者はよく見られるトラウマ反応について十分に話し合えるようになります。この方法を通じて，症状に対して患者がどのように理解し，トラウマとどのように関わっているのかを，治療者は直接観察することができます。

「現実生活での実験」を修正する

　「現実生活での実験」，または現実エクスポージャーは，恐怖に直面したときの不快な気分に患者が馴化することを助けるように構成されています。また，不安階層表に書かれた「恐ろしい状況」について，恐ろしいと感じる理由を修正するような情報を患者に伝えていきます。年齢や発達に応じた修正は，患者が実験を行うために何が必要とされるのかを第一に考えながら進めていきます。思春期になったばかりの患者にとっては，次のセッションまでの時間を管理することや，実験を行うためのスケジュールを立てることが難しい場合がしばしばあります。彼らはぎりぎりまで先延ばしにして，セッション前夜にエクスポージャーの宿題に取りかかろうとします。もしくは完全に宿題を忘れていて，思い出したときにはすでに遅すぎて間に合いません。さらに「現実生活での実験」に，患者だけでは取り組めない課題，例えば，商店街やショッピングエリアに出かける，エクスポージャーに必要なアイテムを購入する，エクスポージャーを行う場所へ向かう，などの課題が含まれていることもよくあります。交通手段や経済的な問題などの実際的な支援につ

いては，大人の支えが必要になるでしょう。

　患者を支えられるような親や保護者がいるのなら，各セッションの最後のほうに参加してもらい，各々の宿題にどのようにすれば上手に取り組んでもらえるのか話し合います。もし親が手伝えないなら，誰か別の人を親が決めて支援してもらいます。親戚，年上のきょうだい，友人，近所の人が，「現実生活での実験」に手を貸してくれることもあります。親や指名された支援者が実務的な支援（送り迎え，経済的援助，監督）を行い，1週間患者が忘れずに宿題に取り組んだり，恐怖の度合いを記録するように気づかせることができます。

「記憶をくわしく語る」を修正する

　理想的には，患者は目を閉じてトラウマの出来事を語り，現在形で話を進めることになります。年少の青年たちも想像エクスポージャー「記憶をくわしく語る」に関する説明は理解できるでしょうし，大多数の患者は，大幅に修正しなくても課題をやり遂げられるでしょう。ときには，トラウマ記憶を語る際に目を閉じるのを嫌がる青年期の患者に出会います。また，大変内気でとても恥ずかしがり，治療者とまったく話せないという青年期の患者にも出会います。また，とても幼く，発達的に未熟である青年期世代や子どもたちは，言語的な課題をどうしようもなく複雑であると感じるかもしれません。年少の青年たちや子どもたちには，言語的なコミュニケーションよりも描画のほうが取り組みやすいでしょう。患者が想像エクスポージャーをやり遂げられるように，治療の一部を修正する方法をいくつか紹介しましょう。

　・目を開ける──目を開けたままで記憶を語るよう指示します。
　・過去形──会話形式に近い方法で記憶を語るよう指示します。
　・第三者──誰か他の人に対して話すかのように記憶を語るよう指示

します。
- **書く，タイプする，口述する**——記憶を書きとめるように指示するか，治療者によって書き取られた記憶をタイプすることを提案します。
- **記憶の一部，またはすべての絵を描く**——記憶のある場面を描くよう指示します（これは，場面が混沌としていて複雑なときに特に役立ちます）。

　これらは，モジュールで示されているやり方からの違いが小さいものから大きいものまで，望ましい順にリストされています。治療の修正を行う際は，大抵の場合はリストの一番上の最小限の修正から始めます。それでも患者がトラウマを語れなかった場合のみ，リストの下の修正項目に進みます。年長の患者には，段階的に元に戻すことができるでしょう。最終的には，目を閉じて，一人称を用いて，現在形で記憶を語るように患者を励ましていきます。このようにして，患者はトラウマの記憶を語っても傷つかないことを学ぶのです。けれども年少の患者には，治療の最後まで描画や作文を使い続けてもよいでしょう。というのは，発達的にみて，それが患者を恐怖構造に接近させる最良の方法だからです。この場合，患者は治療者に絵を見せながら，治療者と一緒に話し合うことで，何が起きているのかを言葉で伝えることができます。

　セッション中にトラウマの記憶を手で書いたりパソコンに入力してもらうのもよいでしょう。記憶の内容を編集しないで，文法やスペルの正確さ，句読点の間違いにもこだわらないで，話を書くように患者に伝えてください。最初の原稿を書き終えたところで，セッションの中で患者にその話を読んでもらい，必要に応じて追加や編集をしてもらいます。もし患者が話を手書きにする場合は，訂正や追加のために余白をとるよう伝えます。患者がパソコンで入力したり，治療者に口述する場合は，1行空けてタイプして，大きなはっきりとしたフォントで印刷します。

その後で患者に話を読んでもらい，詳しい内容を追加してもらいます。5分ごとにストレスレベルを測定し，修正や追加を行いながら記憶を読み返してもらいます。

　患者の中には，文章や写真を入れながらパソコンで「プレゼンテーション」を行うことを好む患者もいます。子どもや青年期の患者には，情動処理をもっと徹底的に行ったり，記憶のさらに詳細な部分を引き出せるように，言葉や視覚による方法を繰り返し使うことが役立ちます。視覚による方法とは，出来事のある光景や，出来事の中での患者自身を描いてもらうことです。非常に幼い患者には，物語を引き出すために描画を利用することもあります。この方法では，どのようなことが起こったのかを描いてみるようにと子どもに頼みます。子どもが絵を描いているときには，描いていることについて話してもらうようにします。

　トラウマの記憶を書くことをとても嫌がったり，大きな声で話すことや治療者と記憶について話し合うことを避ける患者には，空欄を埋めてもらいながらトラウマの記憶を書いてもらうとよいでしょう。例えば記憶を書いた後でそれを読みたがらない患者には，治療者がそれらをパソコンに打ち込みながら，声に出して読み上げるとよいでしょう。すべての記憶を入力したところで治療者はそれをすべて読み返し，実際の出来事の中でより詳細な部分（加害者の服装，部屋の色など）を空欄にするのもよい考えです。当時の患者の思考，感情や信念については，患者自身で空欄を埋めてもらいます。患者が記憶を処理することを助けるような情報を引き出すために治療者はとても慎重にならないといけませんし，決して自分の望む方向に患者を進ませようとしてはいけません。

空欄を埋める方法の具体例

　記憶：

　　ノートを探しに自分の部屋に入ります。ノートは見つかりません。振り返ると彼が私をつかみ，ベッドに押し倒します。彼は私のズボンを脱がそうと

します。私は叫び声を上げることができません。私は止めてと何度も彼に頼みます。彼が止めたので，私は1階へ降りていきます。私はこのことを誰にも話しません。

空欄付きの記憶：

　　ノートを探しに自分の部屋に入ります。

　　ノートは見つかりません。

　　振り返ると＿＿＿＿＿＿が私をつかみ，ベッドに押し倒します。

　　彼は＿＿＿＿＿＿を着ています。

　　彼は＿＿＿＿＿＿のように見えます。

　　私は自分自身を＿＿＿＿＿＿だと思います。

　　彼は私のズボンを脱がします。

　　私は叫び声を上げることができません。

　　私は＿＿＿＿＿＿と感じます。

　　私は止めてと何度も彼に頼みます。

　　私は＿＿＿＿＿＿と考えます。

　　彼が止めたので，私は1階へ降りていきます。

　　私は＿＿＿＿＿＿と感じます。

　　私はこのことを誰にも話しません。なぜなら＿＿＿＿＿＿だからです。

　この方法によって，患者が語った記憶は展開し，より詳細になり，患者はさらに記憶に関わることができます。この方法はセッションの中で時間の許す限り，何度も繰り返し，物語が十分に処理されるまで何セッションもかけて続けることもできます。

家族が治療に関わらない患者のための修正

　これまで述べてきたように，患者を支え，治療に関わる親や保護者がいることは，この治療にとって理想的なことです。しかし，支えてくれ

る家族がいない患者でも，彼らのニーズに応えられるように治療を修正することができます。青年期後期の患者に対する治療は，若い成人に対する治療と非常によく似ています。これらの患者は，たとえまだ親や年上の身内と同居していても，自分で治療に通い，宿題をやりとげ，人に頼らずに活動をしています。こうしたケースでは，ごく簡単に，親用に設けているセッションの一部を省くだけでよいでしょう。ただし患者に年上の身内がいて，患者が彼らにも治療に関する情報を伝えたいと言えば，治療者は今までどおりプリント類を自宅に郵送することもできます。宿題を一緒に考えてくれる親がいないので，セッションの最後に時間を取って，患者と一緒に宿題のスケジュールを立ててください。また，患者に宿題があることを思い出させ，患者が課題に取り組むことを強化するために，確認の電話をかけてもよいでしょう。

　施設や里親の家にいる患者の場合は，これまで述べてきた患者に比べれば，里親や施設での保護者から監督を受けることが多いので，治療への支援を求めにくいかもしれません。これらの患者には，家や施設で課題ができるように，里親や保護者に治療を説明するのに手を貸す必要があるでしょう。もし保護者がセッションにやって来ることができなければ，治療原理や宿題の課題について，彼らに電話で説明する時間を設けるとよいでしょう。そうすれば，患者が保護者から課題を止められてしまうことはなくなるでしょう。保護者にプリント類を郵送したり，彼らが治療を支え続けているのか，また患者の進歩に気づいているのか確認するために，定期的に電話連絡することを忘れないでください。

　青年期初期の患者や子どもたちには，親などの大人が，少なくともある程度は治療に参加することが必要です。年長の患者と比べると，こうした患者には支持的で指導的に関わることが必要です。また宿題の課題を決めて取り組むのに，親などの大人の助けが必要となるでしょう。もし患者と一緒に治療に取り組める大人がいなければ，治療原理を患者と一緒に学び，治療における患者の役目を的確に指示してくれるような，

親戚，年上のきょうだい，スクールカウンセラー，家族の友人などを探すとよいでしょう。

あるケースでは，エクスポージャーを手伝い，患者を援助してくれるような「家庭教師」，またはヘルパーを派遣したこともありました。派遣されたのは心理学の学生で，彼らのカリキュラムの一貫として，ボランティアでプログラムに取り組んできました。学生たちは，追加サポートを必要としていたり，治療を手伝う必要がありそうな患者を担当しました。家庭教師の役割は，患者の親がストレスの溜まる仕事や家族の都合のために治療に参加できないときや，親自身もトラウマの衝撃を受けているために，エクスポージャーにより子どもの苦痛を和らげるどころか親の状態が悪化してしまうようなときに，「現実生活での実験」を手伝うことでした。家庭教師は治療チーム内で綿密なコミュニケーションを維持するために，治療者からしっかりとスーパーバイズを受ける必要があります。

まとめ

患者の状況がとても複雑だったり，期待どおりに患者が反応しないときには，標準化された治療を放棄したくなることもあるでしょう。けれども患者が「完璧な」患者のタイプに一致しないからといって，効果が実証されている治療の確かな恩恵を諦める必要はありません。この治療は効果研究に従って進められていますが，そうした研究の真実というのは，完璧な患者はいないということなのです。人生は雑然としていますし，青年期世代ほど雑然とした患者はいません。すでに行われたパイロット研究や，進行中の臨床試験に参加した患者の多くは，複雑だったり，またはある意味，普通ではないと考えられる人々でした。しかしこれらの患者は，治療の中で実際の患者にどのように応えるのが効果的なのかを学習する貴重な機会を，私たちに与えてくれます。その結果とし

て，様々な患者を治療できる柔軟な治療法が開発され，その方法が十分に支持され，標準化されるようになったのです。

　この章で述べてきたのは，根本的な治療の理論モデルに忠実であるような，理論的に一貫した修正を行うことで，多くの青年期の患者が治療を理解しやすくなるということです。柔軟性とは，自由裁量ではありません。文献を手引きにしてください。また文献が存在しないような特殊な患者に対処するときには，根本的な治療原理を手引きにしてください。治療の様々な側面に適応しようとするとき，その適応が根本的な理論に一致していれば，あなたの足元はしっかりと安定するでしょう。けれども情動処理理論の根本にある基本的な仮説を無視してしまえば，あなたの足元は揺らいでしまいます。

付　録

危機への対処プラン

これは，私が自分を傷つけるような危険なことをしたくなったときのプランです。自分を傷つけそうなときや，危険な行為を犯しそうなとき，私は次のようにします。

1. _____
2. _____
3. _____
4. _____

私は次の人に連絡します。

1. _____
2. _____
3. _____
4. _____

もしこれらすべての対処プランを試してみても，まだ自分を傷つけたいときは，治療担当者に連絡します。

_____ に勤務している _____

すぐに治療者に連絡できないとき，私は緊急時連絡先に連絡します。

緊急時連絡先：_____

それでもまだ気持ちが高まっているときは，救急治療室に行きます。

救急治療室連絡先：_____

署名 _____   証人 _____

トラウマ面接

トラウマの詳細：
　この出来事はいつ（日付，曜日，昼／夜）起きましたか？

　_____

　この出来事はどこで（自宅／学校／誰かの家／道路／車／バス／ショッピングモール／その他）起きましたか？

　_____

出来事があったときの気分：
　その出来事の間，あなたは殺されるとか，ひどく傷つけられると思いましたか？_____

　無力に感じましたか？_____

　強い恐怖を感じましたか？_____

追加情報：
　この出来事が起きたことについて，あなたは誰かを責めていますか？　もし「はい」であれば，誰を責めていますか？

　_____

　この出来事の間，誰かがあなたと一緒にいましたか？　もし「はい」であれば，誰がいましたか？

　_____

　あなた自身で危険を避けましたか？　それとも誰かの助けを借りましたか？

　_____

　けがをしましたか？_____

治療を受けましたか？

　このトラウマに対して，または出来事中のあなたの行動に対して，罪悪感を抱いていますか？

　この出来事に対して，または出来事中のあなたの行動に対して，恥ずかしいと思いますか？

考えや態度の変化：
　身近な人との関係が変化したと感じたことはありますか？

　特に親しくない友人との関係が変化したと感じたことはありますか？

　一人の人間としてのあなたの見られ方が変化したと感じたことはありますか？

　誰かがあなたを怒ったり，あなたを責めることを恐れていますか？

その他の質問：
　そのトラウマについて他の人と話すのは難しいですか？

　トラウマについて，あるいは出来事が起きる前や起きた後について，他に話したいことはありますか？

　これらの問題を話し合ってみて，どうでしたか？

【保護者向け資料 1】

PTSD とは何か？　どのように治すのか？

あなたとお子様は，これから PTSD（外傷後ストレス障害：posttraumatic stress disorder）の青年期向け治療プログラムに取り組もうとされています。PTSD を体験されたお子様の回復を支えられるように，まず保護者の方に向けて，この病気についてお話ししたいと思います。お子様の身によくないことが起きれば，保護者の方も同じようにつらい思いをされることでしょう。本日お渡しする資料の中には，お子様を助ける準備をするにあたって，保護者の方がどのようにご自身をケアすればよいかということも書いてあります。治療には難しいと思えることもありますが，保護者の方にはぜひ，お子様の心強いコーチとなり，応援団となっていただきたいと思います。

❖ PTSD とその症状

PTSD とは，気が動転してしまったり，心の傷（トラウマ）となるような出来事のあとに生じる症状のことです。PTSD の主な症状は次のとおりです。

- トラウマを再体験する

  思い出したくない記憶や夢，フラッシュバックによって引き起こされます。トラウマとなった出来事を思い出すと，気が動転してしまいます。

- トラウマを思い出させるものを回避する

  トラウマとなった出来事を思い出させるような考え，感情，場所，状況，出来事を回避します。さらに，以前は楽しんでいた活動に無関心になったり，人に親しみを感じられなくなったり，自分の感情がわからなくなったりします。

- 不安が高まる

その結果，睡眠に支障をきたしたり，集中しにくくなったり，神経が過敏になったり，怒りっぽくなったり，気が立ったり，あらゆるものを危険だと感じたり，すぐにびくっと驚いたりするようになります。

お子様の症状をもっと理解できるように，こうした症状について，これから数週間さらに学んでいきます。

残念ながら，心に傷を与えるような出来事はありふれており，色々な種類のものがあります。たとえば自宅の火事，身体的な暴行や性的暴行，犬に嚙まれること，交通事故に遭うことなどです。子どもの場合は，ある出来事が直接自分の身に降りかかってこない場合にも，PTSDを発症することがあります。事故や発砲事件，あるいは家庭内暴力を目の当たりにするだけでも，不安や恐怖や無力感に襲われ，PTSDを発症することがあるのです。

トラウマとなるような出来事の後にPTSDを発症したり，そのせいで考え方や感情，行動に変化が生じたりしますが，これは正常な反応です。このことを保護者の方もお子様も，ぜひ心に留めておいてください。実際に，重大なトラウマを体験した直後にはほとんどの人がPTSDを発症します。トラウマを体験した後で，数カ月以内に快方に向かう人もいれば，それよりもゆっくりと回復する人もいます。専門家の支援がないと十分に回復できない人もいます。症状が1カ月以上続く場合や，日常生活に大きく支障をきたす場合には，PTSD専門の治療法が有効です。

❖ PTSDのための治療法

PTSDの治療で最も効果的なのは認知行動療法（cognitive behavioral therapy: CBT）です。この治療法では，トラウマにまつわる恐怖を軽減させること，トラウマ体験の後で怖くなったり，興味が失せてしまったりして，止めてしまった行動にもう一度取り組めるようにすること，こ

の2点に重点が置かれます。認知行動療法は2つの主要なパートから成ります。

　1つ目は「現実生活での実験」です。実際には安全なのに，トラウマ体験の後で恐くて避けている状況がある場合，そのような状況に向き合っていきます。2つ目は「記憶をくわしく語る」ことです。記憶をもとに，トラウマとなった出来事について語ります。先に触れたように，トラウマを体験したほとんどの子どもたちは，その出来事にまつわる考えや感情を避けようとします。トラウマを思い出してしまうために，状況や場所，活動を避けることもあれば，ただ単に怖くて避けてしまうこともあります。短い間は気持ちが楽になったと感じられるでしょうが，長い目で見ると，問題はかえって悪化してしまいます。避け続けていると，恐怖を克服することができなくなってしまうからです。「現実生活での実験」も「記憶をくわしく語る」ことも，お子様に恐怖に触れてもらうことで効果をあげることができるのです。

　最も恐れているものにお子様を触れさせることが本人の助けになると聞くと，首をかしげるかもしれません。しかし安全な環境のもとで，きちんとしたやり方で恐れている記憶や状況に向き合うと，色々な変化が生じます。第一に，記憶に立ち戻って考えることで，何が起きたのかを理解できるようになります。第二に，起こった出来事について考えることや，動揺や不安を感じたりすることは危険ではないとわかってきます。第三に，何かについて考えても害があるわけではないと気づけば，トラウマ体験を思い出させる別の状況に対しても，子どもたちはおびえなくなります。第四に，恐れや不安とうまく付き合うことができるようになり，自信が持てるようになります。最後に，これまで避けてきた記憶や状況について考えたり，話したり，体験したりすることを繰り返すと，次第に恐怖や苦痛が薄れていくのがわかってきます。これを別の言い方で言うと，子どもたちはそうした状況にいても落ち着いていられるようになる，ということです。たとえば自転車で転んだ子どもが，ケ

ガをして二度と乗りたくないと思っている様子を考えてみてください。その子はしばらくの間，自転車には乗りたがらないことでしょう。しかし友人が乗り回しているのを見れば，また乗りたいと思うようになるかもしれません。そのうちゆっくりと自転車にまたがってみます。初めは家のごく近所をわずかな時間だけですが，やがて自転車に乗っても怖くないことに気がつきます。再び自転車に乗ろうと立ち向かうことによって，その子は転んでからずっと抱えてきた恐怖を克服することができるのです。それは記憶についても同じです。トラウマ体験の記憶を少しずつ考えたり話したりすることによって，お子様はあまり苦痛を感じないでトラウマを思い出すことができるようになり，記憶が危険なものではないと思えるようになります。治療者と一緒に，安全な場所で，痛ましい記憶を思い出すことによって，子どもたちは記憶をコントロールできるようになります。望まないときに記憶が不意に浮かんでくることも少なくなっていきます。

　トラウマを体験した後の子どもたちは，自分自身や，自分を取り囲む世界について考えが変わることもあります。トラウマを体験する前には全く気にならなかった状況を，危険だと思うようになったりもします。考え方がこれまでよりも否定的になったり，自分のイメージが悪くなったと思ったりするかもしれません。これらはすべて，トラウマが引き起こす思考の変化だと考えられます。自分や周囲や他人に対する考え方が，感じ方に影響を与えているのです。トラウマとなった出来事を体験したことで，子どもの思考や信念がどのように変化したか，その点に注意を払っておくと治療の役に立ちます。お子様の治療プログラムを進めながら，これらの変化について伺っていきます。思考の変化がどのようにお子様の感情に影響を与えているのか，またそれらがお子様の治療の助けになるものなのかどうかを確認するために，思考の変化について詳しく見ていくこともあります。

　絵を描いたり，文章を書いたり，話をしたり，あるいはまた「現実生

活での実験」をすることで記憶と向き合っていきます。初めのうちはこうしたことが難しく思えるかもしれません。自分の子どもにはできないのではないかと心配する方もいらっしゃいます。あなたにとっても，お子様にとっても困難だと感じることもあるでしょう。しかし，この治療によって，お子様は自分のことも，自分の身に起きたことも，しっかりと認めていけるようになっていくでしょう。

【保護者向け資料2】

どうやって支えるのか？

このセッションでは，以下の項目について説明します。

- ・PTSDについての知識
- ・子どもの回復過程をサポートする方法の説明
- ・自分の苦痛に対処する方法についてのアドバイス
- ・これらの方法を治療者と一緒に実践するための機会について

お子様は「現実生活での実験」という宿題に取りかかります。この治療では，PTSDが引き起こす恐怖や不安のせいで，お子様が手放してしまったことを取り戻せるようにします。

「私たちはどうやって子どもを支えればいいでしょうか」という質問を保護者の方からよくいただきます。こうしたご要望にお応えするために，ほとんどの子どもの治療セッションでは，保護者と治療者が面会するための時間を設けてあります。情報を得たり，新しいスキルを学んだり，治療の中で出てきた問題点や心配な点を話し合うことができます。ケースによっては家族の関わりを少なくすることもありますが，反対に，徹底して関わりを持つこともあります。家族に対するPTSDの影響を見ながら，治療への有益な関わり方について治療者が話をしていきます。さらに保護者向けに，この資料も用意してあります。以下はアドバイスを一覧にしたものです。あなたとお子様が治療段階に入る際には，ぜひ頭に入れておいてください。

❖アドバイス1

トラウマとなった出来事が問題の原因です。あなたのお子様のせいではありません。PTSD症状はトラウマに対する自然な反応です。そう考

えられるようになると，あなたもお子様も，お子様自身に問題があるのだという考えから解放されます。この理解は，PTSD からの回復を目指してお互いに協力していくための大切な第一歩となります。お子様の抱える問題にではなく，お子様がうまくやれていることに焦点を合わせましょう。もしトラウマ体験の後で，お子様が不適切な行動や破壊的な行動を取るようになったのであれば，自分に問題があるのだとお子様に思わせないようにしながら，そういった行動への対処方法について担当の治療者に相談してください。

❖アドバイス 2

　あなたもお子様も，これまでできるだけのことをやってきました。トラウマのせいで家族が抱えることになった困難は，あなたのせいでも，お子様のせいでもありません。あなたもお子様も，これまでトラウマを克服しようとできるかぎりのことをしてきました。でも今は，出来事の結果にうまく対処するうえで支援が必要なのです。自分が親として失敗したからお子様が治療を受けることになったのだ，などと思わないでください。しっかりと子どもを育てている親というのは，援助を求めるべきときがわかり，たとえ難しくてもそうできる親のことをいうのです。

❖アドバイス 3

　お子様の近くでは，ご自分が話すことに気を配ってください。自分の身に起きた出来事を，子どもが自分のせいだと感じて罪悪感を持つことがよくあります。お子様の気持ちを守るために，お子様のいるところでは，その問題について誰かと話したりしないようにしてください。お子様の前で議論をしたり，ご自身の激しい感情を表に出したりしないようにしましょう。お子様は，自分があなたを苦しめていると思って，自分自身を責めてしまうことがあります。あるいは，あなたがトラウマの被害に腹を立てているので，きっと自分にも怒っているに違いないと感じ

ることもあります。このことはくれぐれも念頭に置いておいてください。

電話や別の部屋であなたが出来事について話しているのをお子様が聞いたり，トラウマに関してあなたが感情を表に出すのをお子様が見たりしないようにしてください。感情を隠す必要はありませんが，お子様の助けになるような仕方で，あなた自身の気持ちのことをお子様と話し合うためには，時と場所を選ぶ必要があるのです。あなたが苦しんだり怒ったりしている理由について，お子様が一人で決めつけてしまわないようにしましょう。このことについては，治療者が助けになってくれます。

❖アドバイス4

お子様の応援団になりましょう。あなたが応援団になって，お子様が恐れているものに向き合うときに勇気づけてあげます。自信を持って，自然体でお子様を支えてください。そうすることで，お子様が恐ろしい状況に取り組もうとするときにも，不安を軽減してあげられます。叱ったり罰を与えたりすると，がんばろうという気持ちがくじけてしまい，症状が悪化してしまいます。

そこでPTSDのことは，喘息のような病気だと考えていただきたいのです。喘息を持っているからといって，お子様を叱ったりしませんよね。それは喘息という病気が，お子様にはどうしようもないことだからです。

それと同じように，PTSDが原因でしてしまう行動，あるいはできない行動のことで，お子様を叱ったりしないよう心がけてください。注意していただきたいのですが，「現実生活での実験」のために設定された課題は，どれほど簡単で取るに足らないもののように見えても，お子様にとってはなかなか難しいものです。お子様が自分のペースで課題を進めることが大切です。

あなたが支えたり励ましたりすれば，お子様は自信を持ってより難しい課題に挑むことができます。すべての症状といっぺんに闘うことができる，といったお子様の誤った思いこみを正すこともあるでしょう。まさに近くで選手を応援する応援団のように，お子様が目の前の課題だけを終えられるように励ましてください。お子様の準備が整えば，あなたはこれまで通りの応援団を兼ねながら，補助的な治療者やコーチの役割を務めることにもなります。

❖ **アドバイス５**

恐怖へ立ち向かうためには，お子様自身がペースを決めなければなりません。予測もコントロールもできないことがお子様の身に起こりました。いつ，どうやって恐怖に立ち向かうのか，それをお子様が自分の手で決めることは，治療を成功させるうえでとても重要です。これから数週間にわたり治療方法を学ぶにつれて，お子様の準備が整うよりも先に，あなたはそれらのテクニックを使いたくなるかもしれません。しかしそうした気持ちは抑えてください。お子様を急かすと，治療が長引きかねません。

❖ **アドバイス６**

お子様が恐怖や不安について話すのをしっかり聞いてください。ただし，お子様が話したいと思ったときにです。話すことを強要してはいけません。お子様が話したいと思っていることはすべて，あなたも聞きたいと思っているのだということを知らせてください。お子様がトラウマについて話をしたら，話してくれたことをほめてあげましょう。そして起こった出来事のことを話してくれてどんなに嬉しかったか伝えてください。

決して恐怖や怒りを表に出してはいけません。そのことでお子様がおびえて，今後話したがらなくなることもあるからです。お子様が話して

くれた内容であなたが動揺してしまったときは，あなた自身の感情について話し合える，別の誰かを見つけることが大切です。

❖アドバイス7

あなた自身が，自分の感情のせいで日常生活に支障が生じているのでしたら，お子様とは別に支援を求めてください。自分の感情を脇に置くのも，お子様を支えるうえでは重要なことですが，だからといってあなたの感情が二の次だということではありません。実際，感情から目をそらすことは，子どもと同じように，親にも問題を生じさせかねません。もしあなた自身，つらい感情に悩んでいるのでしたら，お子様の治療者に話してみてください。あなたのための治療者が必要かどうかについても判断してくれるでしょう。お子様の治療者は，お子様ばかりでなく，あなたやご家族のお力にもなりたいと思っているのです。

❖アドバイス8

お子様が自分自身に向かってやさしく話せるように促してください。自分自身を叱ったり，否定したりすると症状が悪化し，よい方向に変わろうという意欲が低下してしまいます。あなたはこれまでと同じく応援団，あるいはコーチとして，お子様がPTSDという病から取り戻すことのできた事柄を教えてあげてください。お子様はさらに勇気づけられ，積極的に取り組もうと気持ちを新たにするでしょう。このことはお子様だけではなく，保護者や家族，友人など，トラウマによって引き起こされた変化に苦しむ人たちにとっても大切なことです。

❖アドバイス9

宿題の課題に取り組むときは，補助的な治療者，あるいはコーチとしてお子様を手伝ってあげましょう。ただし宿題を手伝うときは，必ずお子様の許可をもらっておくようにしてください。たとえば学校まで歩い

て行くという練習のときには，お子様から途中まで一緒に歩いてほしいと頼まれることもあるでしょう。お子様が不安な状態にあるときは，「今日は恐くて難しくなっているみたいだね。時間が経てば，不安はどんどん小さくなっていくからね」などと言って，コーチ役を務めてください。また，恐怖心が薄れていくのをお子様が目で確かめられるように，感じている怖さの度合いを1，2分の間隔を空けながら聞いてみるのもよいでしょう。

【保護者向け資料3】

よく見られるトラウマ反応

　トラウマとなる出来事を経験したために，お子様は受診することになりました。トラウマ体験によって精神的ショックを受けていますので，これからも多くの心の問題が引き起こされる可能性があります。トラウマに対する反応は人によって様々です。お子様が他の人よりも多くの反応を示すこともありますし，あるいは全く反応を示さないということもありえます。トラウマ体験の後に経験される変化のほとんどは正常な反応です。このことは，あなたもお子様も，ぜひ覚えておいてください。実際，重大なトラウマを経験したほとんどの人が，その直後に重度の症状を示します。その出来事の後3カ月以内でずいぶんよくなる人もいれば，それよりもゆっくり回復する人もいますし，専門家の支援がないと十分に回復しない人もいます。いずれにせよ，トラウマ体験の後で感じられるようになった変化に対して，より意識を向けることが回復への第一歩となります。

　成人と同じように，通常は子どもたちも恐怖や不安，その他のPTSD症状を体験します。ところが，たいていの成人や10代後半の青年たちが，自分の感情を言葉で表すことができるのに対して，それよりも年少の子どもたちの場合，活動や人間関係の変化を通じてしか苦痛が表現されないことがよくあります。

恐怖と不安

　トラウマが引き起こす最も一般的な反応は恐怖と不安です。危険な状況に対して，恐怖や不安を感じることは自然な反応であり，また必要な反応でもあります。人が危険な状況にいるとき，体内の警報システムが作動して警告を発し，最善の対処方法を取るように仕向けてくれます。この「警報システム」が何らかの身体反応（動悸や発汗など）を引き起

こし、脅威に意識を集中させて自分の身を守らせます。トラウマを引き起こす出来事の最中にこうした反応が現れるのは自然なことであり、必要なことでもあります。しかし、出来事が終わってからもなお、恐怖や不安が何カ月も、何年も続くと、日常生活に支障をきたすようになります。

　トラウマ体験後、子どもにとって世界は予測可能で安全なものから、予測のできない危険なものへと変貌します。恐怖や不安はいきなり襲ってくるように思われがちですが、ほとんどの場合、トラウマを思い出させるような**引き金やきっかけ**がその背景にあります。たとえば場所や時刻、匂い、音、あるいは何らかの状況などがきっかけとなります。

再体験

　望んでいないときに、トラウマに関連した考えや感情が浮かんでくることを**再体験症状**といいます。10代後半の青年であれば、トラウマのことがいつも頭を離れないと口にして報告することもできますが、それより年少の子どもは、自分の心の中のことを伝えることができずに、ぼんやりしたり、じっとしているようにしか見えないことがあります。トラウマとなった出来事を連想させるきっかけや引き金となるものが、強い感情や動悸、発汗、震えなどの身体反応、あるいはそのいずれかを呼び起こしたりもします。たとえば、交通事故に遭った子どもでは、事故現場近くを通りかかると恐ろしくなったり、パニックになったりすることもあるでしょう。幼い子どもでも10代後半の青年でも、**悪夢**に襲われたり、**夜驚症**（パニックになったり、おびえたりして目が覚める。しかし、夢や感情を引き起こした出来事は思い出すことができない）を起こしたりすることがあります。**フラッシュバック**を経験する子どももおり、まるでトラウマとなった出来事が再び起きているかと思うほど、鮮明なイメージや極端な反応が現れます。たとえば、発砲事件で心に傷を負った子どもは、破裂したような車の排気音や、花火が打ち上げられる

音を聞くと，物陰に飛び込んで隠れようとします。まだ幼い子どもであれば，トラウマ体験を象徴するような遊びを繰り返すこともあるでしょう。再体験症状が起こるのは，トラウマ体験があまりにもショッキングで，子どもがすでに学び，理解した世界における日常的な経験と大きくかけ離れているからです。それはまるで，子どもの心が起こったことをしっかり消化して理解するために，何度も何度もトラウマ体験を確かめている姿のようにも見えます。

回 避

　回避も子どもたちによく見られる症状です。回避反応は，トラウマを原因とする痛みに何とか対処しようとして生じるものだと考えられます。トラウマと関連した思考や感情が心の中に生じると，子どもたちはそうした考えを払いのけようとしたり，気をそらそうとしたりします。トラウマ体験を思い出すと話題を変えたり，気晴らしをしたり，破壊的な行動をとったりして，そうした思考や感情を避けようとするのです。さらに，トラウマ体験を思い出してしまうような状況や場所，活動を避けることもあります。たとえば，外で遊んでいるときに犬に噛みつかれたことのある子どもは，動物がいなくても，外に出かけるのを嫌がります。とりわけまだ幼い子どもは，親がいないことは危険であると思い，一人で眠るのを拒んだり，暗がりを怖がったり，世話をしてくれる人や親にくっついて離れなくなったりします。とくにトラウマとなった出来事が親のいない間に起こった場合は，学校や保育園に戻るのが難しくなり，引っ込み思案になってしまって，遊びや同級生に関心を示さなくなる子もいます。子どもたちは，一生懸命心の痛みを避けようとするあまり，心を麻痺させてしまうことがあります。その期間は，一切の感情を感じることが難しくなっているのです。

　成人と同じように，10代後半の青年たちも苦痛に対処する手段として，薬物やアルコールを使用し始めたり，その使用を増やすことがあり

ます。しかし残念ながら，薬物乱用は回復を遅らせますし，歯止めが利かなくなれば，それ自体がいくつもの問題を引き起こすことになります。

過覚醒

　身体の過覚醒は，恐怖や不安を感じているときによく見られる反応です。過剰なレベルの覚醒状態にある人は，ほとんどいつも神経過敏で気が立っています。自分の身体が異常に興奮していると感じ，実際に脈拍や心拍が速くなったり，筋肉の緊張が高くなったりします。また常に警戒心が強く，びくびくしています。すぐにびっくりし，些細なことにも大げさに反応してしまいます。過覚醒は，いわゆる「戦うか逃げるか，それともすくんでしまう反応」を引き起こす身体の正常な警報システムが，トラウマによって過剰に作動した結果生じます。「戦うか逃げるか，それともすくんでしまう反応」は，危険に脅かされているとき，自分の身を守るために準備を整える方法です。逃げるか，生存をかけて戦うか，あるいは危険から隠れようと身をすくめるために，身体はよりたくさんのアドレナリンを分泌してエネルギーを供給します。こうしたことは，危険に直面したときの自然な反応です。しかし都合の悪いことに，トラウマ体験を思い出させるきっかけや引き金のせいで，あたかも危険な徴候があらゆるところに存在するかのように感じてしまい，現実の脅威が存在しないときにでも警報システムが作動してしまいます。こうしたきっかけ自体は，実際に脅威を与えるわけではありませんので，本当は誤報なのです。

　トラウマを抱えた子どもは危険の徴候を至るところに見つけるので，常に不安な状態にあるといえます。不安な状態が高まると，子どもたちは寝付きが悪くなったり，眠り続けるのが困難になったりします。集中することも難しくなり，ほとんどの時間イライラしているように見えます。学業も影響を受け，同級生や家族との関係もピリピリしたものに

なっていきます。子どもたちは泣きやすく過敏になったように見え，幼い子どもならかんしゃくを起こすこともあります。なかにはイライラしたり，びくびくしたり，あるいはじっと座っていられなかったりする子どももいます。大きな音や急に動くものにも驚くようになり，次第に用心深くなって周囲を警戒するようになっていきます。

悲しみと憂うつ

　トラウマ体験とそれが引き起こす反応が日常生活に支障をきたし，子どもたちはとてつもなく悲しく，憂うつな気持ちになります。子どもたちの抱える感情は，悲しい気持ちや憂うつな気分，落胆，どうしようもない気持ち，絶望感などがないまぜになっています。自分が今どんな気持ちなのかを言葉で伝えることができる子どももいますが，それを行動によって示すしかない子どももいます。うつ状態にある子どもは，これまでよりも控えめになったり，引っ込み思案になったり，他の人と距離をとったりするようになります。またイライラや，怒りっぽさ，ときには欲求不満を見せることもあります。こうした子どもの怒りや欲求不満は，身近な人たちにその矛先が向けられることが多く，親や子どもの世話をする人たちはとても混乱してしまいます。子どもたちは怒りに慣れていないので，こうした感情を抑えることができず，恐ろしいもののように思えるのです。

　なかには死ぬことにとらわれたり，将来の自分を想像できないような子どもたちもいます。トラウマ体験がすべての計画や希望を台無しにしてしまったかのように思えるのです。うつ状態が深刻な場合，人生なんてこれ以上生きるに値しないと感じて，死にまつわる考えを口にしたり，死にたいと言ったりすることがあります。トラウマに対するこうした反応は珍しいことではありませんが，親にとっては恐ろしい反応のひとつに違いありません。精神医療の専門家の協力の下，最善の方法で対処することが求められます。

罪悪感と恥辱感

　ほとんどの子どもたちが，トラウマについて非常に大きな罪悪感や恥ずかしいと思う気持ちを抱えています。たとえば両親の間で起きた家庭内暴力を目の当たりにした子どもは，自分のことで両親がケンカをしたのだと思い込んでしまいます。子どもたちは自分の人生に起こった出来事の大部分に対して，善かれ悪しかれ，責任を感じてしまうものです。しかも周囲の大人たちや友人たちが，当然の報いだと言って非難したり，そう信じるように仕向けたりする場合にはなおさらです。たとえば養育者に虐待を受けていた子どもは，「お前は悪い子だから」虐待されても仕方がないなどと言われてきた可能性もあります。自分を傷つけた人物のことを信頼したり尊敬したりしていた場合や，自分を傷つけた人物と何らかのよい関わりがあった場合には，頭が混乱してしまうことでしょう。子どもたちはトラウマとなった出来事に対する罪悪感や責任感から，実際以上に自分がその出来事をコントロールできるように感じ，将来同じ出来事が起きても今度は防ぐことができるだろうと考えてしまいます。ところが自分を責めることで，恥ずかしいと思う気持ちや憂うつな気分はかえって強くなってしまうのです。

　自己像はトラウマ体験の後で大きく傷つきます。自分を責めたり罪の意識を感じたりすれば，やがて無力感が生じ，自分は罰を受けても仕方がないと信じるようになります。その結果，将来の否定的な出来事のことを考えてしまうようになります。ほとんどの子どもたちが「自分は弱虫だ。トラウマとなった出来事をコントロールすることも，止めることもできなかったなんて自分はバカだ」と自分自身を責めてしまいます。また，この世界に対して子どもが抱くイメージもやはり傷つきます。多くの子どもたちが，他人のことは信用できない，見知らぬ人たちは危険な存在だと考えるようになります。その結果，友人を作ったり，養育者との信頼を築いたりするのが難しくなってしまうのです。

性についての考えや行動への影響

　性的虐待を受けて，性というものや，それにまつわる行動に対して，歪んだ考えを持ってしまう子どもがいます。なかには性的虐待が原因となって，健全で，年齢にふさわしい性行動を恐れたり，回避するようになる子どもたちもいます。たとえば，普通の10代の子どもが持っているような，異性やデートに関する興味を失ったり，興味を持つのが遅れたりすることもあります。また歪んだ考え方は，不適切な身体の接触や露出，性的な言動，性的な話題への異常な関心など，衝動的な性的行動を招きます。10代後半になると，子どもたちは知識の準備も心の準備もできないうちに，性的な関係を結ぶようになるかもしれません。このような行動がトラウマ体験と相まって，さらに自分を恥ずかしいと思わせてしまい，自分を責めるようになり，いっそう苦しくなります。トラウマが性的傾向に影響を与えたことは，お子様の責任ではありません。お子様を恥じたり罰したりしないで，このような振る舞いと向き合ってください。こうしたことは，子どもの世話をする人たちや親にとって大切なことです。性的虐待が子どもの成長に悪影響を与えはじめたと思われるときは，精神医療の専門家の助けを借りて，子どもが性についての健全な考え方を身につけられるような方法を考えていきましょう。

反応同士の関係

　これまで述べてきた反応のほとんどは互いに関連し合っています。たとえば，望んでもいないのにトラウマ体験を思い出してしまって，おびえたり心配したりする子どもは，不安とうまく付き合えないことで自分自身を責めたりします。また感情をコントロールできずに，自分のことを愚かだとか，頭がおかしいなどと思うようにもなります。さらには，気持ちが動揺し，泣き出し，どうしていいのかわからない気持ちになってしまいます。こうして恐れや不安はますます強くなるのです。しかし，トラウマとそれに対する反応に対処できるようになると，子どもの

理解は進み，やがて自信と自制心を取り戻せます。

親によく見られる反応

　親や保護者として，あなた自身もトラウマへの反応を示しているかもしれません。家族全員がトラウマ（自宅の火災など）を体験すると，こうしたことが起こります。このような場合，子どもの反応に加え，親は自分自身の反応にも関わることになります。ところが，トラウマが子どもにだけ起こった場合でも，子どもとの絆や愛情によって，親はあたかも自分たちもトラウマを体験しているかのように感じることがあります。侵入思考を経験したり，トラウマを想起させるようなものに反応したり，危害から子どもを守ることができなかったと感じて罪悪感や自責の念を覚えたりします。子どもと同様に親も，トラウマに関する記憶を呼び覚ますような状況や場所を避けるかもしれません。トラウマを思い出すことはとても辛いので，それについて考えることを避け，子どもにも考えたり話したりすることをやめさせてしまいます。「考えないようにしましょう」「幸せなことを考えましょう」「起きたことは忘れましょう」といった言葉は，よかれと思って言ったことだとしても，親子がトラウマとなった出来事に向き合うことを妨げてしまいます。

　子どもの安全と安心について，親が極端な恐怖と不安を覚えることもあります。親はトラウマを原因とする感情への反応として，子どもに過保護になることがあります。こうした親の行動は，子どもに親の恐怖を伝えてしまい，子どもの不安や動揺をさらにかき立てることになります。また睡眠障害や集中困難も，やはりトラウマを体験した子どもの親によく見受けられます。これ以上の危害から子どもを守ろうとする衝動のために，親の身体の中で「戦うか逃げるか，それともすくんでしまう反応」が作動しているのです。次第に親は，子どもに近づいてくる人たちにも不信感を抱くようになり，危険な環境がないか辺りを細かく見渡すようになります。過覚醒状態が続くことによって怒りっぽくなり，集

中力を欠き，無力感を覚え，自制心を失っていきます。

　子どもがトラウマ体験の結果起こった変化に注意しなければならないのと同じように，親もトラウマに対する自分の反応に注意を払わなければなりません。それがトラウマそのものへの理解と対処へ向けた第一歩となります。自分の反応にうまく対処できず，親としても，子どもの回復を思うように支えられないこともあるでしょう。そのときは親子が協力してトラウマを乗り越えられるよう，ぜひ支援を受けるようにしてください。

【付録資料 1】

ストーリーで見る治療原理

モニカの恐ろしい記憶

　これはある怖い思いをしたことを忘れられない，モニカという 10 代の女の子の話です。もちろん彼女の記憶はあなたのものと同じではありません。彼女が記憶と向き合うやり方も，あなたのものとはちょっと違っているかもしれません。それなのになぜあなたにこのお話をするのかというと，ほかの子どもたちも同じような怖い思いをしているということを知ってほしいからです。これからこの女の子に起こったことについて見ていきましょう。

　モニカは 10 代の女の子です。学校に歩いて行っているときに車にはねられた，とてもつらい記憶を抱えています。彼女はいつもその記憶を頭から追い出そうとしたり，何か別のことを考えるようにしています。事故を思い出させるものにも近づかないようにしています。しかしモニカがどんなことをしてみても，せっかくよくなり始めたと思うと，記憶が浮かんできては彼女の一日をむちゃくちゃにしてしまうのです。眠っているときも悪夢にうなされてしまい，一日中おびえているという毎日でした。

　モニカがいつもおびえたり，ちゃんと眠ることができなかったりしたので，ある日モニカの親は，彼女をブレンダという治療者のところに連れていくことにしました。

　「こんにちは，私はブレンダです。ここであなたの担当をさせてもらいますね」

と言って，彼女は話し始めました。

　「あなたが車にはねられたときのことを怖いと思わなくなるように，

これからゆっくりと時間をかけて，そのときのことを話してもらおうと思っています」
「えっ，何て言ったの？」
とモニカはびっくりしてたずねました。
「聞き間違えたのかな。いま私に何かを話してほしいって聞こえたんだけど！？　本気で事故のことを話したり，考えたりしてって言ってるの？」
ブレンダはきっと頭がおかしいんだ，とモニカは思いました。なんで車にひかれたときのことなんかを話せって言うわけ？　モニカはイライラして嫌な気分になりました。あんまり気分が悪いので，胃まで痛くなりそうでした。
「少し質問してもいいかしら」
とブレンダが言いました。
「その記憶を頭から追い出したことで，これまでに何か効果はあった？　気分がよくなったりした？」
「うーん……」
モニカは答えたくありませんでした。
「どんなにあなたが忘れようとしても，きっとその記憶は，何度も何度も浮かんでくるんじゃない？」
とブレンダは言いました。
どうしてブレンダは私の中で起きていることがわかるんだろう，とモニカは思いました。
「いっつも頭から追い払っているんじゃないかっていう気がするくらい」
とモニカは認めました。
「記憶がすぐに戻ってきちゃうんだもん」
「うーん」
ブレンダは考え込んでいます。

「事故の前にはよくやっていたのに，今はやっていないようなことは何かあるかしら？」
「友達の家にも行かなくなったし，あまり出かけなくなったかも」
とモニカは言いました。

恐ろしいことを経験すると，人は普通そのことを考えたいとも話したいとも思わないものです。その経験を思い出してしまいそうなことからは離れていたいからです。そんなことをブレンダはモニカに説明しました。

「また友達の家に行ったり，出かけたりしたいとは思わない？」
と，ブレンダはたずねました。

「うん」
モニカは答えました。

「どっちも，ものすごくしたい。でも，どうせ私が一緒に来ないだろうからって，もう電話をかけてくれない友達もいると思うわ」
「今は友達と出かけなくなったわけだけど，それで事故のことは考えなくなったかしら？」
「いいえ，むしろもっと考えるようになってると思う。だって家にこもっているんだもの。ほんとうは友達と一緒にいたいって思ってるのに」
とモニカはブレンダに打ち明けました。

「いくら記憶を追い出しても，あんまりいいことはなさそうね」
とブレンダは答えました。

記憶について話すことができれば，つまり起こった出来事を声に出すことができれば，恐怖心が薄れていくということをブレンダはモニカに教えました。ばかばかしく思えますが本当です。ブレンダにはそうなることがわかるのです。なぜなら彼女は，これまでにもたくさんの恐怖心を抱えた10代の人たちのために治療をしてきたのでした。交通事故にあったり，誰かがひどい目にあうのを目撃したり，あるいは大好きな人

や信用していた人から傷つけられたり，そんな経験をした中学生や高校生たちです。だから私が考えていることも，感じていることも想像できるんだ，とモニカは思い，彼女のことを受け入れ始めました。モニカには，ブレンダが自分の思っていることを本当にわかってくれているように思えたのです。

「これから治療でやっていくことは，初めは難しく思えるかもしれません」

と，ブレンダは説明し始めました。

「でも，記憶について話すことは，水泳みたいなものなのよ。水に飛び込んだ瞬間は，とても冷たいって感じるよね。水があまりにも冷たいから，ぜんぜん気持ちよくなんかないし，がたがた震えて，早くプールから出たいって思うでしょ？ でもしばらくして慣れてきたら，ばちゃばちゃと泳ぎまわっているんじゃないかしら？ もう水は大丈夫って」

モニカには，ブレンダの話していることが理解できました。モニカは，また友達と一緒に過ごせると思いますかと，ブレンダにたずねました。

「もちろん」

とブレンダは答えました。

「心が傷ついてしまってから，避けてきたことがあるでしょう。そういうことに取り組みはじめれば，ほんとうは安全だったんだってことがわかってきて，また楽しめるようになるわ。たとえばね，あなたが小さかったころ，おばけは怖くなかった？」

「少し」

とモニカは肯きました。

「まだ怖いかしら？」

「いいえ」

とモニカは言いました。

「怖がる必要なんてないってわかったの」

「どうやってそれがわかったのかしら？」

とブレンダは聞きました。

「ある晩勇気を出して，自分の部屋の灯りをつけたの。そうしたら，おばけなんかいないってことがわかったんだ」

と言って，モニカは微笑みました。クローゼットやベッドの下を調べていたときのことを思い出したのです。

「それと同じことを，これから一緒にやっていこうと思っているの」

とブレンダは言いました。

「どうやったら記憶に光を当てられるのか，この治療で一緒に考えてみましょう。それができるようになれば，実際に記憶の中にあるものが見えて，危険ではないってことがわかるようになってきます。それから，スローモーションで自分の記憶を見る方法も教えますね。それで記憶の中のどんな大切な部分も見落とすことがなくなるわ。あなたと私は，これからいろんな役割を演じていくことになるのよ。ときには探偵にだってなることもある。あなたの記憶に本当は何があるのか，それを確かめるためにルーペを使って調べたりもします。またあるときは科学者にもなるわ。情報を集めたり，実験をしたりして，あなたが映画を見に行ったり，友達の家に行ったりしても，ちっとも危険なことなんてないって証明するのよ」

モニカは，ますますブレンダと話をすることに抵抗がなくなってきました。やがて記憶を過去のものとして見ることができるようになるとブレンダが教えてくれて，モニカは嬉しくなりました。記憶のせいでこれ以上傷ついたりしないとも教えてくれました。恐怖心は一生続いたりしないとブレンダに言われて，モニカはほっとしました。

「あなただって練習をすれば，必ず上手に自分の恐怖に立ち向かったり，真っ正面から向き合ったり，恐怖を追い払ったりできるようになるのよ」

とブレンダは言いました。

自分に自信が持てるようになって，楽しいって思えるようになったらどんなに素晴らしいだろう，とモニカは言いました。
「もちろん，そうなるわ」
と言って，ブレンダはモニカを安心させました。
「その頃には，自分の記憶を棚にしまえるようになります。まさに事件を解決し，ファイルを引き出しにしまう探偵のようにね。それから先はもう，その記憶があなたに向かって怖がらせるようなことを言ったりなんかしません。あなたがもう一度考えようって思わないかぎりは，その記憶は引き出しの中に入ったままなのよ」
モニカはその響きが気に入りました。やがて自分はこの恐怖を乗り越えることができるんだ，ということを彼女は信じ始めたのです。しかし，まだいくつかの疑問がありました。
「起きたことについて考えるのは，まだ怖い気がする」
とモニカはブレンダに言いました。
「あまりにも怖くて，泣いちゃったらどうしよう」
「初めてのときに怖いと感じるのは自然なことよ」
とブレンダは言いました。
「泣いたっていいのよ。起こった出来事をどうやって話すのか，そのやり方を身に付けることがいちばん難しいことなんだから。初めはとても話すことなんてできないと感じて，泣き出してしまうかもしれない。でもだんだん話しやすくなってくるし，そんなに怖がらなくてもいいんだっていうことがわかってくるはずよ。それにね，」
ブレンダは続けます。
「あなた一人だけで立ち向かうわけじゃないのよ。一人でその記憶に向き合う準備ができるようになるまで，私があなたのお手伝いをしますからね。ゆっくり進んでいきましょう。あなたが安心できるようなやり方でね」
ブレンダのクリニックを出る頃には，モニカは久しぶりに希望を感じ

ていました。ブレンダと話をして，記憶というものがすでに完結したお話なのだ，ということがモニカにはわかりました。記憶を追い出しても，気分がよくなることなんかないということも。怖いけれども，起こった出来事について話をするということは——光の当たるところに出すということは——意味のあることなのです。モニカが安全だと実感できて，かつてのように記憶によって傷つくことがないと実感できるように，ブレンダはそばにいてくれます。

【付録資料2】

「よく見られるトラウマ反応」カード（10代前半向け）

　下のカードを切り取るか，書かれてある内容をインデックスカードなどに書き写して使用してください。一般的な反応について患者と話し合いながら，カードを山に分けていきます。1つは患者が経験した一般的な反応の山，もう1つは患者が経験していない反応の山とします。その人に合った内容にするために，可能であれば，実際の例をカードに直接書いてもらってください。何も書かれていないカードは，ここにはない反応を書くために使用してください。

恐怖と不安	安全だと思えない場所がある
きっかけ	回　避
恐ろしい夢，悪夢	注意力の問題
フラッシュバック	苛立ち（過覚醒）
怒りっぽい	すくむか，逃げるか，戦うか
何の感情もわかない（感情麻痺）	悲しい，落ち込む，憂うつ
罪悪感，恥辱感，自責感	自分にきつく当たる
対人関係の問題	

【付録資料3】

ストーリーで見る「よく見られるトラウマ反応」

トミーの恐ろしい体験と取り残された感情

　トミーは恐ろしい体験をしました。何者かによって傷つけられたのです。怖くて誰にも話せませんでした。話をするたびにショックを受けるので，話したくなかったのです。恐怖はすでに過ぎ去っていても，傷つけられて以来，考えたことや感じたことが取り残されていました。

　トミーは忘れてしまおうとしました。すべてのことを自分が傷つく前の状態に戻したいと思っていました。何事も起こらなかったんだというふうを装おうとしても，その体験について考えたことや感じたことが取り残され，どうしても心の中に浮かんでくるのでした。そうした考えや感情を追い払おうと，別のことを考えるようにも努めました。それでも悩まされ続けました。

　また傷つくのではないかと心配でした。

　恐怖を感じることもありました。

　悲しくなることもありました。

　友達と遊んだり学校へ通ったりするような，やり慣れたことをするのさえ難しかったのです。

　何かのきっかけであのひどい体験を思い出してしまうたびに，トミーには今，再びそれが起こっているような気がするのでした。そんなとき彼は怖くなったり，悲しくなったり，無力だと感じたりするのでした。たとえば，自分を傷つけた人物にほんの少しでも似ている人を見かけただけで，気が動転してしまうのでした。

あまりにもショックを受けて，夜眠りたいのに眠れないこともありました。長い時間起きていては，眠る前に大きな不安を覚えました。眠れたとしても，たくさんの悪夢にうなされるのでした。

両親のどちらかが一緒に歩いてきてくれないと，トミーは学校へも通えませんでした。親が一緒のときでさえ，だれか怖い人が自分を狙っているのではないかと，しきりに辺りを見渡していました。

トミーは学校で集中力を欠いていました。傷ついたときの記憶や，それについて考えたことが心の中に繰り返し浮かんでくるのです。恐ろしい事件が起こった時刻に近づくと，さらにひどくなりました。

トミーはじっと座っていられないこともありました。大きな音を耳にすると飛び上がってしまうのです。授業や礼拝の真っ最中にも，鼓動が速まり，手のひらが汗ばみました。

彼にはかっとなることがありました。誰しも腹を立てることはありますが，トミーの場合は，自分を悩ますわけではないものにも腹を立てるのでした。ときには理由もなく怒り出すこともあります。彼はまた，他の人を叩きそうにもなりました。泣き叫んだりすることもありました。

恐ろしい体験をしたときの動揺が心に残されたままになっているとはどんなものでしょうか。それがわかる人には，どうしてトミーが突然怒り出したりするのか理解できるでしょう。しかし，トミーは誰にも助けを求めません。トミーと同じ状況にある人なら，誰もが同じ問題を抱えているのではないでしょうか。

トミーはときどき思いました。

「どうして僕は，あんな怖い目にあわなきゃいけなかったんだろう？」

きっと僕が悪い人間だからだ。あの恐ろしい出来事が起こったのは，僕がいけないんだ。ショックを受けたときの感情は，心の中に取り残されたままでした。まったく遊びたいという気持ちになれず，友達から離れていってしまいました。

傷ついたのは自分のせいではないのに，トミーはばつの悪さや恥ずか

しさを覚えたりもしました。自分に起こった出来事を話したら，親に怒られるのではないかとも思いました。パパもママも，僕の身に悪いことが起きたので，僕を悪い子だと思ったりしないだろうか，と心配になりました。

　こんな問題を抱えてトミーは悲しくなりました。自分の身に恐ろしいことやショックな出来事が降りかかれば，誰だって同じ問題を抱えることになるのです。

　ある日，ついにトミーと母親はクリニックを訪ねることにしました。ここにいる人たちは専門のお医者さんよ。注射を打ったり，目や耳を調べたりする代わりに，あなたと話し合ったり，一緒に絵を描いたりするのよ，と母親は言いました。

　トミーははじめとても緊張しました。医師に何が起きたのかたずねられたときはなおさらでした。

　トミーは自分の身に起きたことを話すのはばつが悪いと感じました。しかししばらくすると，だんだん話しやすくなり，あまり怖くなくなってきました。

　よくないことが起きたのはあなたのせいではないんだよ，と医師はトミーに言いました。恐ろしい経験をしたほかの子どもたちも，トミーが感じているのとまったく同じように感じているのだとも。どうすればトミーがよくなるのか，医師はトミーと母親と一緒に考えました。それからしばらくして，トミーは泣いたり気が動転したりすることなく，あの恐ろしい出来事を考えられるようになりました。再び友達とも遊べるようになりました。

　つらく恐ろしい出来事が自分の身に降りかかれば，男の子も女の子も，みんな恐ろしい気持ちや悲しい気持ちやばつの悪さを感じるのだということが，トミーにはわかりました。

　恐ろしい出来事が起こったのは自分のせいではないということも，マ

マもパパもその出来事のことで自分を怒ったりしていないということもわかりました。

　そして，もうこれからは怖がったり，ショックを受けたりしなくてもいいということも。

　僕には何が起こったのかを話すことができるんだ，という強さと勇気をトミーは感じることができました。そして，あれは僕のせいじゃなかったんだ，ということがわかって安心しました。

文 献

American Psychiatric Association (1994). *Diagnostic and statistical manual of mental disorders* (4th ed.). Washington, DC: Author.

American Psychiatric Association (2000). *Diagnostic and statistical manual of mental disorders* (4th ed., text revision). Washington, DC: Author.

Amir, N., Stafford, J., Freshman, M. S., & Foa, E. B. (1998). Relationship between trauma narratives and trauma pathology. *Journal of Traumatic Stress, II*, 385–392.

Beck, A. T., Epstein, N., Brown, G., & Steer, R. A. (1988). An inventory for measuring clinical anxiety: psychometric properties. *Journal of Consulting and Clinical Psychology, 56*, 893–897.

Beck, A. T., Ward, C. H., Mendelsohn, M., Mock, J., & Erbaugh, J. (1961). An inventory for measuring depression. *Archives of General Psychiatry, 4*, 561–571.

Berliner, L., & Saunders, B. (1996). Treating fear and anxiety in sexually abused children. Results of a two-year follow-up study to child maltreatment. *Child Maltreatment, 1*, 294–309.

Blanchard, E. B., Hickling, E. J., Devineni, T., Veazey, C. H., Galovski, T. E., Mundy, E.et al. (2003). A controlled evaluation of cognitive behavioral therapy for posttraumatic stress in motor vehicle accident survivors. *Behaviour Research and Therapy, 41*, 79–96.

Bryant, R. A., Moulds, M. L., Guthrie, R. M., Dang, S. T., & Nixon, R. D. V. (2003). Imaginal exposure alone and imaginal exposure with cognitive restructuring in treatment of posttraumatic stress disorder. *Journal of Consulting and Clinical Psychology, 71*, 706–712.

Cahill, S. P., & Foa, E. B. (2004). A glass half empty or half full? Where we are and directions for future research in the treatment of PTSD. In S. Taylor (Ed.), *Advances in the treatment of posttraumatic stress disorder: Cognitive-behavioral perspectives* (pp. 267–313). New York: Springer.

Celano, M., Hazzard, A., Webb, C., & McCall, C. (1996). Treatment of traumagenic beliefs among sexually abused irls and their mothers: An evaluation study. *Journal of Abnormal Child Psychology, 24,* 1–17.

Chemtob, C. M., Nakashima, J. P., & Hamada, R. S. (2002). Psychosocial intervention for postdisaster trauma symptoms in elementary school children. *Archives of Pediatric Adolescent Medicine, 156,* 211–216.

Cloitre, M., Koenen, K. C., Cohen, L. R., & Han, H. (2002). Skills training in affective and interpersonal regulation followed by exposure: A phase-based treatment for PTSD related to childhood abuse. *Journal of Consulting and Clinical Psychology, 70,* 1067–1074.

Cohen, J. A., Deblinger, E., Mannarino, A. P., & Steer, R. A. (2004). A multisite, randomized controlled trial for children with sexual abuse-related PTSD symptoms. *Journal of the American Academy of Child and Adolescent Psychiatry, 43,* 393–402.

Cohen, J. A., & Mannarino, A. P. (1996). A treatment outcome study for sexually abused preschool children: Initial Findings. *Journal of the American Academy of Child & Adolescent Psychiatry, 35,* 42–50.

Cohen, J. A., & Mannarino, A. P. (1998). Interventions for sexually abused children: Initial treatment outcome findings. *Child Maltreatment, 3,* 17–26.

Cohen, J. A., Mannarino, A. P., & Deblinger, E. (2006). *Treating trauma and traumatic grief in children & adolescents.* New York: Guilford Press.

Cooper, N. A., & Clum, G. A. (1989). Imaginal flooding as a supplementary treatment for PTSD in combat veterans: A controlled study. *Behavior Therapy, 20,* 381–391.

Copeland, W. E., Keeler, G., Angold, A., & Costello, E. J. (2007). Traumatic events and posttraumatic stress in childhood. *Archives of General Psychiatry, 64,* 577–584.

Costello, E. J., Erkanli, A., Fairbank, J. A., & Angold, A. (2002). The prevalence of potentially traumatic events in childhood and adolescence. *Journal of Traumatic Stress, 15,* 99–112.

Davidson, J. R. T., & Foa, E. B. (1991). Diagnostic issues in posttraumatic stress disorder: Consideration for the DSM-IV. *Journal of Abnormal*

Psychology, 100, 346–355.

Deblinger, E., & Heflin, A. (1996). *Treating sexually abused children and their nonoffending parents: A cognitive-behavioral approach. Interpersonal violence: The practice series* (Vol. 16). Thousand Oaks, CA: Sage Publications.

Deblinger, E., Lippman, J., & Steer, R. A. (1996). Sexually abused children suffering posttraumatic stress symptoms: Initial treatment outcome findings. *Child Maltreatment, 1*, 310–321.

Deblinger, E., McLeer, S. V., & Henry, D. (1990). Cognitive behavioral treatment for sexually abused children suffering post-traumatic stress symptoms. *Journal of the American Academy of Child and Adolescent Psychiatry, 29*, 747–752.

Devilly, G. J., & Spence, S. H. (1999). The relative efficacy and treatment distress of EMDR and a cognitive-behavior trauma treatment protocol in the amelioration of posttraumatic stress disorder. *Journal of Anxiety Disorders, 13*, 131–157.

Echeburua, E., Corral, P. D., Zubizarreta, I., & Sarasua, B. (1997). Psychological treatment of chronic posttraumatic stress disorder in victims of sexual aggression. *Behavior Modification, 21*, 433–456.

Fairbank, J. A., & Keane, T. M. (1982). Flooding for combat-related stress disorders: Assessment of anxiety reduction across traumatic memories. *Behavior Therapy, 13*, 499–510.

Farrell, S. P., Hains, A. A., & Davies, W. H. (1998). Cognitive behavioral interventions for sexually abused children exhibiting PTSD symptomatology. *Behavior Therapy, 29*(2), 241–255.

Fecteau, G., & Nicki, R. (1999). Cognitive behavioural treatment of post traumatic stress disorder after motor vehicle accident. *Behavioural and Cognitive Psychotherapy, 27*, 201–214.

Finkelhor, D., & Dzuiba-Leatherman, J. (1994). Children as victims of violence: A national study. *Pediatrics, 94*, 413–420.

Foa, E. B., & Cahill, S. P. (2001). Psychological therapies: Emotional processing. In N. J. Smelser & P. B. Bates (Eds.), *International encyclopedia of the social and behavioral sciences* (pp. 12363–12369). Oxford: Elsevier.

Foa, E. B., Dancu, C. V., Hembree, E. A., Jaycox, L. H., Meadows, E. A., &

Street, G. P. (1999). A comparison of exposure therapy, stress inoculation training, and their combination for reducing posttraumatic stress disorder in female assault victims. *Journal of Consulting and Clinical Psychology, 67,* 194–200.

Foa, E. B., Davidson, J. R. T., Frances, A., Culpepper, L., Ross, R., & Ross, D. (1999). The expert consensus guideline series: Treatment of posttraumatic stress disorder. *Journal of Clinical Psychiatry, 60,* 4–76.

Foa, E. B., Hembree, E. A., Cahill, S. P., Rauch, S. A. M., Riggs, D., Feeny, N. C. et al. (2005). Randomized trial of prolonged exposure for PTSD with and without cognitive restructuring: Outcome at academic and community clinics. *Journal of Consulting and Clinical Psychology, 73,* 953–964.

Foa, E. B., Hembree, E. A., Feeny, N. C., & Zoellner, L. A. (2002, March). Postraumatic stress disorder treatment for female assault victims. In L. A. Zoellner (Chair), *Recent innovations in post traumatic stress disorder treatment.* Paper presented at the 22nd national conference of the Anxiety Disorders Association of America, Austin, TX.

Foa, E. B., Hembree, E. A., & Rothbaum, B. O. (2007). *Prolonged exposure therapy for PTSD: Emotional processing of traumatic experiences: Therapist guide.* New York: Oxford University Press.

Foa, E. B., Huppert, J. D., & Cahill, S. P. (2006). Emotional processing theory: An update. In B. O. Rothbaum (Ed.), *The nature and treatment of pathological anxiety* (pp. 3–24). New York: Guilford Press.

Foa, E. B., & Jaycox, L. H. (1999). Cognitive-behavioral theory and treatment of posttraumatic stress disorder. In D. Spiegel (Ed.), *Efficacy and cost-effectiveness of psychotherapy* (pp. 23–61). Washington, DC: American Psychiatric Press.

Foa, E. B., Johnson, K. M., Feeny, N. C., & Treadwell, K. R. H. (2001). The child PTSD symptom scale (CPSS): A preliminary examination of its psychometric properties. *Journal of Clinical Child Psychology, 30,* 376–384.

Foa, E. B., & Kozak, M. J. (1985). Treatment of anxiety disorders: implications for psychopathology. In A. H. Tuma, & J. D. Maser (Eds.), *Anxiety and the anxiety disorders* (pp. 421–452). Hillsdale, NJ: Erlbaum.

Foa, E. B., & Kozak, M. J. (1986). Emotional processing of fear: exposure to corrective information. *Psychological Bulletin, 99*, 20–35.

Foa, E. B., Kozak, M. J., Goodman, W. K., Hollander, E., Jenike, M. A., & Rasmussen, S. (1995). DSM-IV field trial: Obsessive compulsive disorder. *American Journal of Psychiatry, 152*, 801–808.

Foa, E.B. & Meadows, E.A. (1997). Psychosocial treatments for posttraumatic stress disorder: A critical review. In J. Spence, J. M. Darley & D. J. Foss (Eds.), *Annual review of psychology* (Vol. 48, pp. 449–480). Palo Alto, CA: Annual Reviews.

Foa, E. B., & Riggs, D. S. (1993). Post-traumatic stress disorder in rape victims. In J. Oldham, M. B. Riba & A. Tasman (Eds.), *American psychiatric press review of psychiatry* (Vol. 12, pp. 285–309). Washington, DC: American Psychiatric Press.

Foa, E. B., Molnar, C., & Cashman, L. (1995). Change in rape narratives during exposure therapy for posttraumatic stress disorder. *Journal of Traumatic Stress-Special Research on Traumatic Memory, 8*, 675–690.

Foa, E. B., & Rothbaum, B. O. (1998). *Treating the trauma of rape: Cognitive-behavioral therapy for PTSD*. New York: The Guilford Press.

Foa, E. B., Rothbaum, B. O., & Furr, J. (2003). Is the efficacy of exposure therapy for posttraumatic stress disorder augmented with the addition of other cognitive behavior therapy procedures. *Psychiatric Annals, 33*, 47–53.

Foa E. B., Rothbaum B. O., Riggs, D., & Murdock, T. (1991). Treatment of PTSD in rape victims: A comparison between cognitive-behavioral procedures and counseling. *Journal of Consulting and Clinical Psychology, 59*, 715–723.

Foa, E. B., Steketee, G., & Rothbaum, B. (1989). Behavioral/cognitive conceptualizations of post-traumatic stress disorder. *Behavior Therapy, 20*, 155–176.

Foa, E. B., Zoellner, L. A., Feeny, N. C., Hembree, E. A., & Alvarez-Conrad, J. (2002). Does imaginal exposure exacerbate PTSD symptoms. *Journal of Consulting and Clinical Psychology, 70*, 1022–1028.

Giaconia, R. M., Reinherz, H. Z., Silverman, A. B., Pakiz, B., Frost, A. K., & Cohen, E. (1995). Traumas and posttraumatic stress disorder in a community population of older adolescents. *Journal of the*

American Academy of Child and Adolescent Psychiatry, 34, 1369–1380.

Glynn, S. M., Eth, S., Randolph, E. T., Foy, D. W., Urbaitis, M., Boxer, L. et al. (1999). A test of behavioral family therapy to augment exposure for combat-related posttraumatic stress disorder. *Journal of Consulting and Clinical Psychology, 67,* 243–251.

Goenjian, A. K., Karayan, I., Pynoos, R. S., & Minassian, D., Najarian, L. M., Steinberg, A. M., & Fairbanks, L. A. (1997). Outcome of psychotherapy among early adolescents after trauma. *American Journal of Psychiatry, 154,* 536–542.

Harvey, A. G., Bryant, R. A., & Tarrier, N. (2003). Cognitive behaviour therapy for posttraumatic stress disorder. *Clinical Psychology Review, 23,* 501–522.

Jenkins, E. J., & Bell, C. C. (1994). Violence among inner city high school students and post-traumatic stress disorder. In Steven Friedman (Ed.), *Anxiety disorders in African Americans.* (Vol. 246, pp. 76–88). New York, Springer Publishing Co.

Johnson, K. M., Foa, E. B., Jaycox, L. H., & Rescorla, L. (1996, November). Post-trauma attitudes in traumatized children. Poster presented at the 12th Annual Meeting of the International Society for Traumatic Stress Studies, San Francisco, CA.

Keane, T. M., Fairbank, J. A., Caddell, J. M., & Zimering, R. T. (1989). Implosive (flooding) therapy reduces symptoms of PTSD in vietnam combat veterans. *Behavior Therapy, 20,* 245–260.

Kilpatrick, D. G., Resnick, H. S., & Freedy, J. R. (1992, May). Posttraumatic stress disorder field trial report: A comprehensive review of the initial results. Paper presented at the annual meeting of the American Psychiatric Association.

Kilpatrick, D. G., Ruggiero, K. J., Acierno, R., Saunders, B. E., Resnick, H. S., & Best, C. L. (2003). Violence and risk of PTSD, major depression, substance abuse/dependence, and comorbidity: Results from the national survey of adolescents. *Journal of Consulting and Clinical Psychology, 71,* 692–700.

Kilpatrick, D. G., Veronen, L. J., & Resick, P. A. (1982). Psychological sequelae to rape: assessment and treatment strategies In D. M. Doleys, R. L. Meredith, & A. R. Ciminero (Eds.), *Behavioral medicine: assess-*

ment and treatments strategies (pp. 473–497). New York: Plenum Press.

King, N. J., Tonge, B. J., Mullen, P., Myerson, N., Heyne, D., Rollings, S.et al. (2000). Treating sexually abused children with posttraumatic stress symptoms: A randomized clinical trial. *Journal of the American Academy of Child & Adolescent Psychiatry, 39*, 1347–1355.

Kubany, E. S., Hill, E. E., Owens, J. A., Iannce-Spencer, C., McCaig, M. A., Tremayne, K. J.et al. (2004). Cognitive trauma therapy for battered women with PTSD (CTT-BW). *Journal of Consulting and Clinical Psychology, 72*, 3–18.

Lipschitz, D. S., Winegar, R. K., Hartnick, E., Foote, B., & Southwick, S. M. (1999). Posttraumatic stress disorder in hospitalized adolescents: Psychiatric comorbidity and clinical correlates. *Journal of the American Academy of Child and Adolescent Psychiatry, 38*, 385–392.

March, J., Amaya-Jackson, L., Murry, M., & Schulte, A. (1998). Cognitive-behavioral psychotherapy for children and adolescents with posttraumatic stress disorder following a single incident stressor. *Journal of the American Academy of Child and Adolescent Psychiatry, 37*, 585–593.

Marks, I., Lovell, K., Noshirvani, H., Livanou, M., & Thrasher, S. (1998).

Najavits, L. M. (2002). *Seeking safety: A treatment manual for PTSD and substance abuse.* New York: Guilford Press.

Nacasch, N. Cohen-Rapperot G., Polliack M., Knobler H. Y., Zohar J., & Foa, E. B. (2003, April). *Prolonged exposure therapy for PTSD: The dissemination and the preliminary results of the implementation of the treatment protocol in Israel.* Abstract in the Proceedings of the 11th Conference of the Israel Psychiatric Association, Haifa, Israel.

National Center for Posttraumatic Stress Disorder (2008). Assessment: Child Measures of Trauma and PTSD. Retrieved Jan 7, 2008, from: http://www. ncptsd.va.gov/ncmain/assessment/childmeas.jsp

Orvaschel, H., Lewinsohn, P. M., & Seeley, J. R. (1995). Continuity of psychopathology in a community sample of adolescents. *Journal of the American Academy of Child & Adolescent Psychiatry, 34*, 1525–1535.

Otto, M. W., Hinton, D., Korbly, N. B., Chea, A., Ba, P., Gershuny, B. S. et al. (2003). Treatment of pharacotherapy-refractory posttraumatic stress disorder among cambodian refugees: A pilot study of combination treatment with cognitive-behavior therapy vs. Sertraline alone.

Behaviour Research and Therapy, 41, 1271–1276.

Paunovic, N., & Ost, L. G. (2001). Cognitive-behavior therapy vs exposure in the treatment of PTSD in refugees. *Behaviour Research and Therapy, 39,* 1183–1197.

Pynoos, R. S., & Nader, K. (1990). Children's exposure to violence and traumatic death. *Psychiatric Annals, 20*(6), 334–344.

Resick, P. A., Nishith, P., Weaver, T. L., Astin, M. C., & Feurer, C. A. (2002). A comparison of cognitive-processing therapy with prolonged exposure and a waiting condition for the treatment of chronic post-traumatic stress disorder in female rape victims. *Journal of Consulting and Clinical Psychology, 70,* 867–879.

Rothbaum, B. O., Astin, M. C., & Marsteller, F. (2005). Prolonged exposure versus eye movement desensitization and reprocessing (EMDR) for PTSD rape victims. *Journal of Traumatic Stress, 18,* 607–616.

Rothbaum, B. O., Meadows, E. A., Resick, P. A., & Foy, D. W. (2000). Cognitive-behavioral therapy. In E. B. Foa, T. M. Keane, & M. J. Friedman (Eds.), *Effective treatments for PTSD: Practice guidelines from the international society for traumatic stress studies* (pp. 60–83). New York: Guilford.

Saigh, P. A. (1986). In vitro flooding in the treatment of a 6-yr-old boy's posttraumatic stress disorder. *Behaviour Research and Therapy, 24*(6), 685–688.

Saigh, P. A. (1989). The use of in vitro flooding in the treatment of traumatized adolescents. *Journal of behavioral and Developmental Pediatrics, 10,* 17–21.

Schnurr, P. P., & Green, B. L. (2004). Understanding relationships among trauma, posttraumatic stress disorder, and health outcomes. *Advances in Mind-Body Medicine, 20,* 18–29.

Schnurr, P. P. Friedman, M. J., Engel, C. C., Foa, E. B. Shea, M. T. Chow, B. K. et al. (2007). Cognitive behavioral therapy for posttraumatic stress disorder in women: A randomized controlled trial. *Journal of the American Medical Association, 297,* 820–830.

Sheehan, D. V., Lecrubier, Y., Harnett-Sheehan, K., Amorim, P., Janavs, J., Weiller, E. et al. (1998). The mini international neuropsychiatric interview (M.I.N.I.): The development and validation of a structured diagnostic psychiatric interview. *Journal of Clinical Psychiatry, 59*(suppl 20), 22–33.

Smith, P., Yule, W., Perrin, S., Tranah, T., Dalgleish, T., & Clark, D. M. (2007). Cognitive-behavioral therapy for PTSD in children and adolescents: A preliminary randomized controlled trial. *Journal of the American Academy of Child and Adolescent Psychiatry, 46*, 1051–1059.

Tarrier, N., Pilgrim, H., Sommerfield, C., Faragher, B., Reynolds, M., Graham, E. et al. (1999). A randomized trial of cognitive therapy and imaginal exposure in the treatment of chronic posttraumatic stress disorder. *Journal of Consulting and Clinical Psychology, 67*, 13–18.

Taylor, S., Thordarson, D. S., Maxfield, L., Federoff, I. C., Lovell, K., & Ogrodniczuk, J. (2003). Efficacy, speed, and adverse effects of three PTSD treatments: exposure therapy, relaxation training, and EMDR. *Journal of Consulting and Clinical Psychology, 71*, 330–338.

Thienkrua, W., Cardozo, B. L., Chakkraband, M. L. S., Guadamuz, T. E., Pengjuntr, W., Tantipiwatanaskul, P. et al (2006). Symptoms of posttraumatic stress disorder and depression among children in tsunami-affected areas in southern Thailand. *Journal of the American Medical Association, 296*, 549–559.

Yule, W. (1992). Post-traumatic stress disorder in child survivors of shipping disasters: The sinking of the "Jupiter". *Psychotherapy & Psychosomatics, 57*, 200–205.

索 引

【欧 語】

affective modulation skills　11
Alcoholics Anonymous（AA）　36
Beck Depression Inventory
　　（BDI）　40
black box warning　21
cognitive-based trauma-focused
　　CBT　12
cognitive coping skills　11
cognitive processing therapy
　　（CPT）　20
cognitive reprocessing（CR）　9
cognitive therapy（CT）　21
conjoint child-parent sessions　11
enhancing safety and future
　　development　11
eye movement desensitization and
　　reprocessing（EMDR）　8, 21
index trauma　38, 39
in vivo desensitization of trauma
　　reminders　11

obsessive-compulsive disorder
　　（OCD）　21
parental treatment　11
posttraumatic stress disorder
　　（PTSD）　iii, 19
　──症状　33
　──症状尺度　39
　──症状についての患者
　　　教育　98
　──の包括的理論　16
PRACTICE　11
prolonged exposure（PE）　19
prolonged exposure for adolescents
　　（PE-A）　12, 33
psychoeducation　11
relaxation and stress management
　　skills　11
selective serotonin reuptake
　　inhibitors（SSRI）　21
stress inoculation training（SIT）
　　8, 20
Women Organized Against Rape
　　（WOAR）　10

【日本語】

あ

悪夢　103
誤った認知　15
アルコール　34
　——乱用　36
安全行動　126, 127
アンダーエンゲージメント　159
安堵感　194
怒り　105, 106, 164
苛立ちやすさ　101
インテーク　50
インデックス・トラウマ　39
　→ index trauma
エクスポージャー　25
　——の原理　82, 116, 149
エビデンス　6
オーバーエンゲージメント　158
幼い患者　198, 204
恐ろしい状況　201
思い込み　83
親からの励まし　166
親子合同セッション　11
親との面接　87
親の参加　69
親の治療参加　74

か

外傷後ストレス障害　1, 52
　→ posttraumatic stress disorder（PTSD）
外的な脅威　15
概念モデル　41
回避　104, 118, 120, 129, 130
回復力　3
解離症状　38
過覚醒　101
家族がいない患者　206
家族が治療に関わらない患者　205
家族構成　196
家族のシステム　60
眼球運動脱感作再処理療法　8
　→ eye movement desensitization and reprocessing（EMDR）
患者教育　98
患者の安全　36
患者の応援団　43
患者用ワークブック　31
感情チャート　200
感情調整スキル　11
感情の麻痺　104
感情リスト　200
記憶をくわしく語る　82, 149, 185
　——モジュール　26
記憶を体系化　153
危機への対処プラン　64, 71, 211
危険な地域　37
きっかけと対処法　176, 183

強迫性障害　21
　　→ obsessive-compulsive disorder
　　　（OCD）
恐怖　99, 100
　　——構造　15, 17
極度のストレス　16
馴化　45, 119, 121, 136, 153
警報システム　99, 101
ケースマネージメント　60, 73
　　——モジュール　24
現実的ではない認知　163
現実エクスポージャー　25, 98, 116, 122, 136, 201
現実生活での実験　116, 117, 137, 201
　　——モジュール　25
　　——：ステップ・バイ・
　　　ステップ　130
現実の危険　37
行為障害　72
効果量　13
肯定的な感情　105
行動活性化　128
呼吸再調整法　25, 86
　　→リラックス呼吸法
コンサルテーション　46

さ

罪悪感　107, 163
最悪の瞬間　170
　　——モジュール　26

最終課題　191
再体験　102
再発防止と治療の終結　26
再発防止モジュール　26
里親　206
サポート　85
刺激の回避　17
自己イメージ　109
思考停止実験　150, 151
自己コントロール　108, 109
自殺企図　64, 34
自殺念慮　64
自殺のリスク　68
自傷行為　64, 35
自責感　107
自然回復　17
自然災害　40
持続エクスポージャー療法　196
　　→ prolonged exposure（PE）
実証研究　7
実生活内でのトラウマの想起刺激
　　に対する脱感作　11
社会のルール　129
守秘義務　62
情動　19
　　——処理　2, 17
　　——処理理論　14, 42
　　——反応　33
将来の安全と発達の強化　11
人為被害　40
心理教育　11, 28, 30

→ psychoeducation
　——と治療計画　25
心理的反応　33
スーパービジョン　46
ステップ・バイ・ステップ　124
　→ 不安階層表
ストレス体温計　25, 116, 123
ストレス免疫訓練法　8
　→ stress inoculation training（SIT）
ストレスレベル　174
生活の領域　52
精神的敗北　111
性的暴行　40
青年のための持続エクスポージャー療法　12, 33
　→ prolonged exposure for adolescents（PE-A）
積極的な役割　28
摂食障害　72
摂食不安　72
絶望感　110
選択的セロトニン再取り込み阻害薬　21
　→ selective serotonin reuptake inhibitors（SSRI）
想起刺激　18
想像エクスポージャー　98, 157
組織化　16

た

体系的に課題を行う　142
退行行動　72
対処方法　66
代替治療　20
他害行為　34
断片化　16
恥辱感　107
治療関係　29
治療原理　43
　——に関するモジュール　25
治療同盟　40, 42, 51
治療の開始　25
治療の構造　80
治療の終結　193, 194
治療の焦点　29
治療の土台　41
治療の補助手段　198
治療プラン　43
治療前の準備　23
動機づけ　90
　——面接モジュール　24
　——面接　51
　——レベル　50
逃避／回避反応　15
特定のタイプのトラウマ　27
トラウマ記憶　18
　——の分節化　16
トラウマ焦点化 CBT　12
　→ cognitive-based trauma-

focused CBT
トラウマと関連した恐怖　37
トラウマとなった出来事　18
トラウマ・ナラティブと，その
　　認知処理　11
トラウマに関する情報　89
トラウマの記憶をくわしく
　　語る　154
トラウマ面接　90, 212
　　——モジュール　25
　　——用紙　39
二次利得　50
認知過程　28
認知再構成法　9
　　→ cognitive reprocessing（CR）
認知処理　19
　　——療法　20
　　→ cognitive processing therapy
　　（CPT）
認知的コーピングスキル　11
認知的発達レベル　98
認知療法　21
　　→ cognitive therapy（CT）

は

発達段階　196
被害に遭うリスク　35
秘密兵器　25, 93
秘密保持　69, 71
描画　204
不安　99, 100, 138

——階層表　25, 90, 98, 116, 123, 124, 130
——障害　15
——のレベル　134, 138
——を喚起する状況　131
不快感のレベル　19
複雑な生活上の変化　40
負の強化　17
プライバシー　30, 69
　　——の保護　62
フラッシュカード　201
フラッシュバック　102
プログラムの構成　23
ペアレンティング・スキルを
　　含めた親の治療　11
ベック抑うつ尺度　40
　　→ Beck Depression Inventory
　　（BDI）
ホットスポット　170

ま

まとめのプロジェクト　26, 187, 188
慢性化　17
慢性的な不安　34
ミニ不安階層表　135
喪　165

や・ら・わ

役に立たない思考　83, 89
薬物　36

薬物依存　36
薬物乱用　34
薬物療法　21
誘因リスト　184
抑うつ症状　111
よく見られるトラウマ反応　98, 99, 201, 225
　　——に関するモジュール　25
ライフイベント　39

リスク評価　64
リラクセーションとストレスマネジメントのスキル　11
リラックス呼吸法　25, 86
　→呼吸再調整法
レイプに立ち向かう女性たち　10
　→ Women Organized Against Rape（WOAR）

著者略歴

エドナ・B・フォア博士（Edna B. Foa, Ph.D.）

ペンシルバニア大学医学部精神科臨床心理学教授，不安治療研究センター所長。1970年，ミズーリ大学コロンビア校にて臨床心理学とパーソナリティ研究による博士号を取得。専門は不安障害の精神病理学と治療に関する研究。特に強迫性障害（OCD），外傷後ストレス障害（PTSD），社会恐怖の領域では世界トップクラスのエキスパート。DSM-IV の OCD に関する委員会委員長，PTSD に関する委員会の共同委員長，国際トラウマティック・ストレス学会治療ガイドライン特別委員会の委員長。『Effective treatments for PTSD: Practice guidelines from the International Society for Traumatic Stress Studies（初版 2000 年，第 2 版 2009 年）』の編著者を務める。

250 以上の論文と著書（自著・分担執筆）を出版。世界中で講演活動を行っている。受賞多数。the Fullbright Distinguished Professor Award, the Distinguished Scientist Award from the American Psychological Association, Society for a Science of Clinical Psychology, the First Annual Outstanding Research Contribution Award presented by the Association for the Advancement of Behavior Therapy, the Distinguished Scientific Contributions to Clinical Psychology Award from the American Psychological Association, the Lifetime Achievement Award presented by the International Society for Traumatic Stress Studies, the Annual Signature Service Award from Women Organized Against Rape, Honorary Doctorate Degree of Philosophy by University of Basel, the Senior Scholar Fulbright Award など。

ケリー・R・クレストマン博士（Kelly R. Chrestman, Ph.D.）

ペンシルバニア大学医学部不安治療研究センター臨床心理士。1994年，ノヴァ・サウスイースタン大学にて臨床心理学博士号を取得。PTSDやその他の不安障害のための認知行動療法，異文化心理や健康と福利，ストレスマネージメントの領域において豊富な経験をもつ。著書には，コミュニティーや専門家のトラウマへの対応，特にドメスティック・バイオレンスや女性におけるPTSDの発症に関するものが多い。専門活動としては，不安障害の子どもや大人の心理療法，PTSDの治療に関わるセラピストのための研修とスーパーヴィジョン，大学院での心理アセスメントに関する講義などが含まれる。

エヴァ・ギルボア＝シェヒトマン博士（Eva Gilboa-Schechtman, Ph.D.）

イスラエル・バル＝イラン大学特任講師，ゴンダ脳科学センター精神病理研究所長。1993年，ノースウェスタン大学にて認知心理学博士号を取得。1997年，臨床研修終了。社会不安，うつ，PTSDに関する研究に従事，基本的な精神病理や治療アウトカムに関心をもつ。多くの研究助成金を受け，こうしたトピックスに関して幅広い著書を出版。米国国立精神衛生研究所（NIMH）主任研究員歴任。単回トラウマを受けた青年期の被害者に対する治療研究に従事。イスラエル子どもと青年のためのトラウマクリニック創始者・理事長。イスラエル，ヨーロッパ，アメリカにて，うつや不安障害に関する講義を行っている。

訳者略歴

金　吉晴（きん　よしはる）
　精神科医，医学博士。京都大学医学部卒業。国立精神・神経医療研究センター精神保健研究所　災害時こころの情報支援センター長，ならびに成人精神保健研究部長，東京女子医科大学客員教授など。1995年 Institute of Psychiatry, London にて在外研究。International Society for Traumatic Stress Studies 理事，トラウマティックストレス編集委員長など。著作書に，『心的トラウマの理解とケア改訂版』(責任編集／じほう社, 2006),『精神医療の最前線と心理職への期待』(共著／誠信書房, 2011),『PTSDの持続エクスポージャー療法』(共同監訳／星和書店, 2009),『専門医のための精神科臨床リュミエール15. 難治性精神障害へのストラテジー』(共著／中山書店, 2010),『PTSDの伝え方』(共同編集／誠信書房, 2012) など多数。

中島聡美（なかじま　さとみ）
　精神科医，医学博士，臨床心理士。筑波大学医学専門学群卒業。常磐大学国際学部を経て国立精神・神経医療研究センター精神保健研究所　成人精神保健研究部　犯罪被害者等支援研究室長。著作書に,『被害者のトラウマとその支援』(共著／誠信書房, 2001),『心的トラウマの理解とケア改訂版』(共著／じほう社, 2006),『犯罪被害者のメンタルヘルス』(共著／誠信書房, 2008),『PTSDの伝え方』(共著／誠信書房, 2012) など多数。

小林由季（こばやし　ゆき）
　川村学園女子大学大学院人文科学研究科修士課程修了。国立精神・神経医療研究センター精神保健研究所研究生を経て，同センター認知行動療法センター研究員。

大滝涼子（おおたき　りょうこ）
　米国テンプル大学心理研究学部卒業。英国ロンドン大学（University College London）・アンナフロイトセンター精神分析的発達心理学修士課程修了。国立精神・神経医療研究センター精神保健研究所　災害時こころの情報支援センター研究員。災害時の心理社会的支援や PTSD のための精神療法を専門とする。

青年期PTSDの持続エクスポージャー療法 ―治療者マニュアル―

2014年5月18日 初版第1刷発行

著　者	エドナ・B・フォア，ケリー・R・クレストマン，エヴァ・ギルボア＝シェヒトマン
訳　者	金　吉晴，中島聡美，小林由季，大滝涼子
発行者	石澤雄司
発行所	株式会社 星和書店

東京都杉並区上高井戸1-2-5　〒168-0074
電話　03（3329）0031（営業）／03（3329）0033（編集）
FAX　03（5374）7186（営業）／03（5374）7185（編集）
http://www.seiwa-pb.co.jp

©2014　星和書店　　Printed in Japan　　ISBN978-4-7911-0873-2

・本書に掲載する著作物の複製権・翻訳権・上映権・譲渡権・公衆送信権（送信可能化権を含む）は（株）星和書店が保有します。
・ JCOPY 〈（社）出版者著作権管理機構 委託出版物〉
本書の無断複写は著作権法上での例外を除き禁じられています。複写される場合は，そのつど事前に（社）出版者著作権管理機構（電話 03-3513-6969，FAX 03-3513-6979，e-mail：info@jcopy.or.jp）の許諾を得てください。

青年期PTSDの持続エクスポージャー療法
―10代のためのワークブック―

［著］クレストマン、ギルボア＝シェヒトマン、フォア
［訳］金 吉晴、小林由季、大滝涼子、大塚佳代
B5判　132頁　1,500円

持続エクスポージャー療法（PE）では、適切な実践を重ねることでPTSD患者をトラウマ体験の苦痛から解放することを目指す。本書は特に思春期・青年期の患者を対象としたPE実践ワークブックである。

トラウマからの回復
ブレインジムの「動き」がもたらすリカバリー

［著］スベトラーナ・マスコトーバ、パメラ・カーリー
［監訳］五十嵐善雄、五十嵐郁代、たむらゆうこ
［訳］初鹿野ひろみ
四六判　180頁　1,500円

著者マスコトーバは、悲惨な列車事故に遭遇した子どもたちに、ブレインジムを応用してトラウマ治療を行った。ブレインジムの動きが回復へと働きかける驚くべき証拠があざやかに記述されている。

発行：星和書店　http://www.seiwa-pb.co.jp　価格は本体（税別）です

PTSDの持続エクスポージャー療法

トラウマ体験の情動処理のために

［著］E・B・フォア、E・A・ヘンブリー、B・O・ロスバウム
［監訳］金 吉晴、小西聖子
A5判　212頁　3,400円

日本のPTSD治療にも大きな影響を与える、持続エクスポージャー療法（PE）。現在、エビデンスのあるPTSDの治療法の中で最良とされるPEの解説と治療原理を、具体例の提示とともにわかりやすく紹介。

PTSDの持続エクスポージャー療法
ワークブック

トラウマ体験からあなたの人生を取り戻すために

［著］B・O・ロスバウム、E・B・フォア、E・A・ヘンブリー
［監訳］小西聖子、金 吉晴
［訳］本田りえ、石丸径一郎、寺島 瞳
A5判　128頁　1,300円

本書は、PTSD治療法の中で最良とされているPEを実際の治療場面で用いる際の必携ワークブックである。前著『PTSDの持続エクスポージャー療法』を患者さん向けに書き改めたものである。

発行：星和書店　http://www.seiwa-pb.co.jp　価格は本体(税別)です

マインドフルネスにもとづくトラウマセラピー

トラウマと身体

センサリーモーター・サイコセラピー(SP)の理論と実践

［著］P・オグデン、K・ミントン、C・ペイン
［監訳］太田茂行
A5判　528頁　5,600円

心身の相関を重視し、身体感覚や身体の動きにはたらきかけるマインドフルネスを活用した最新のトラウマセラピーの理論的基礎から、臨床の技法まで、事例も盛り込みながら包括的に描きだす。

月刊 精神科治療学

第29巻5号

〈特集〉

トラウマという視点から見た精神科臨床

B5判　約140頁　2,880円

発行：星和書店　http://www.seiwa-pb.co.jp　価格は本体(税別)です